1万人の患者を診てきた歯科医が教える

切らない!　縫わない!
怖くない!
フラップレス
インプラント

医療法人社団明敬会 理事長
歯学博士

滝澤 聡明

痛くない、怖くない
インプラント治療を求めて

歯医者さんが苦手な方って多いですよね。
たしかに「ウィーン」という音や診察台の雰囲気のせいで、
からだに力が入ってしまう方も少なくないはずです。
そんな歯医者アレルギーの方のストレスに配慮し、
治療へのハードルを低くする
インプラント治療を行っています。

☑ 痛いのが苦手
☑ 歯医者さんでの治療が怖い
☑ 大きな治療の前は緊張する

患者さんの心理的負担に配慮した、
インプラント治療の現場をお伝えします。

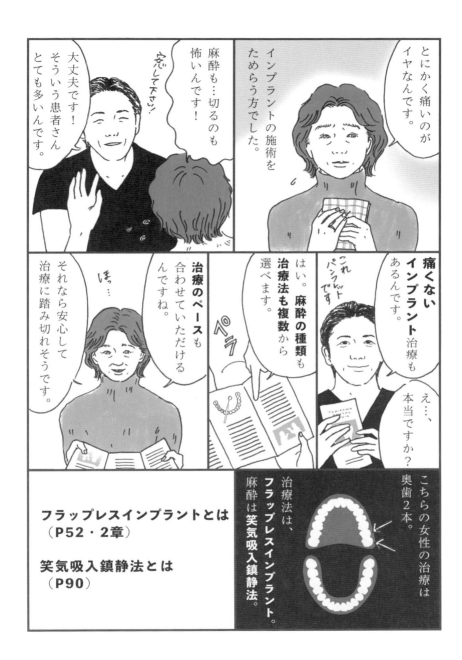

一刻も早くこれまでの日常生活を取り戻したい。とにかく早く治したい！

過去に治療した歯の具合がちょっと変だなと思いながら
放置していたら、いまにも歯が抜けそうな状況に。
国民病ともいえる"歯周病"を放っておいたら、
いよいよ大変なことに……。
そんな方がインプラント治療を選択しています。

☑ 前に治療した歯の調子が悪い
☑ いますぐ歯を入れたい
☑ できるだけ費用をおさえたい

時間もお金もかかると思われがちな
インプラント治療ですが、現在は、
あらゆる選択肢があり、オーダーメイドが可能です。

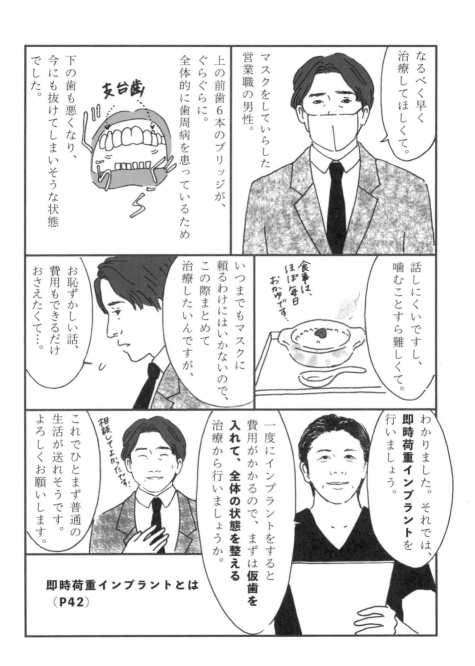

更年期や病気の具合に
合わせた治療はできますか？

体調不良や病気を理由に、
インプラント治療に躊躇したり、
治療を中断してしまう方もいらっしゃいます。
主治医の方と相談しながら、インプラント治療を
並行させられることもできるので、まずはご相談を。

☑ 持病の治療と並行して治療がしたい
☑ 途中だった治療を再開させたい
☑ 予算が心配

患者さん一人ひとりの
「こころ」と「からだ」の状況に合わせて、
適切な治療法とスケジュールを選ぶことができます。

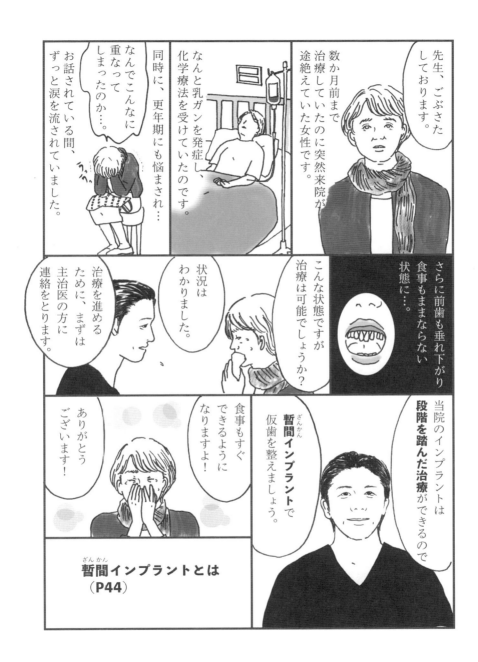

入れ歯が合わない悩みを解消。
おいしく食べたい！
食べさせたい！

ご高齢になり歯を失った場合、「保険がきく」からと
第一選択肢に「入れ歯」を選ぶ方も多くいらっしゃいます。
不便なく使えていれば問題ないのですが、
なかにはどうしても入れ歯が合わないという方も。
そんな方はぜひ、インプラントを検討してください。

☑ 入れ歯が合わない
☑ 嘔吐反射に悩んでいる
☑ 自身の歯に近い感覚で食事がしたい

入れ歯が合わないから何度も作り直しているうちに
「こんなことなら最初からインプラントにしておけばよかった」
という方が多くいらっしゃいます。

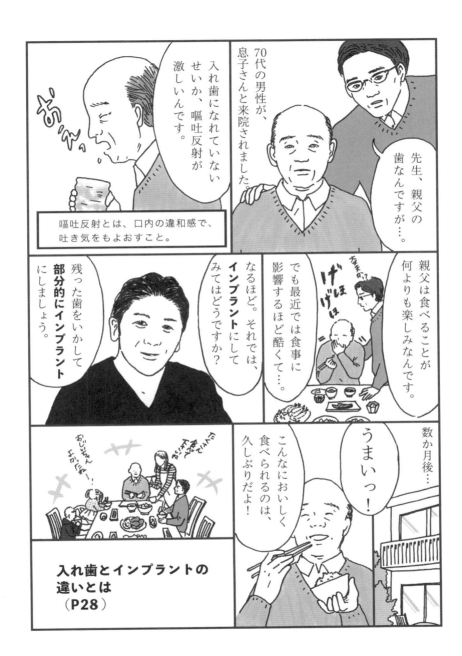

突然のトラブル！
応急処置で対応するも
不具合が出るケースが……

スポーツや格闘技をしている
アスリートの方は、毎日、ケガと隣り合わせです。
当院にもたくさんの"選手"が来院されます。
なかには、よそのクリニックで治療した差し歯の具合が悪く、
インプラントに治療し直すことがあります。

☑ 差し歯やブリッジに不具合が出た
☑ 長持ちできる、
　　経年劣化が少ない治療がしたい

見た目もさることながら、
100%のパフォーマンスがしたい方ならば、
インプラントを選んで損はありません。

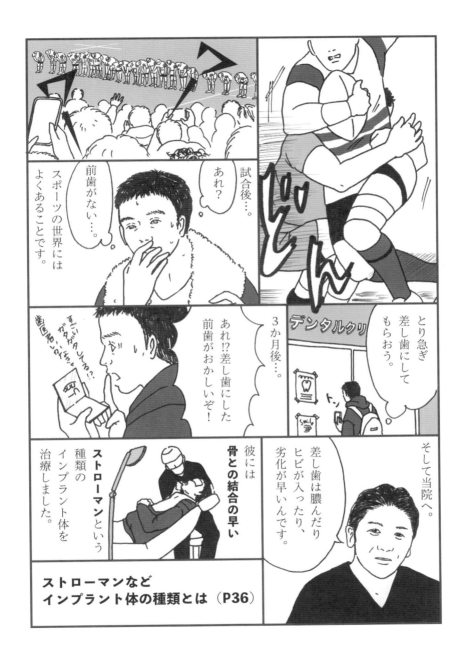

はじめに

　歯をなくしたときの治療法には、「入れ歯」「差し歯」「ブリッジ」「インプラント」などの選択肢があります。そのなかで近年より注目されているのがインプラント治療です。インプラント治療とは、人工の歯根をあごの骨に埋めることで自分の歯に近い機能や審美性の回復が可能であることから、治療人口は年々増えています。

　現在、インプラントという言葉は一般的に知られるようになりましたが、一時メディアでインプラントの失敗例を過剰に報道したこともあり、「どのような治療なのかわからないけど、リスクの高い治療なのだろう」「痛くて怖い治療なのだろう」というイメージを持つ方もいまだに多く、いらっしゃいます。

　実は私自身、開業当初は、大がかりな手術であり治療費も高額なインプラントが必要かどうか、疑問を抱いていました。そんな私がどのようにインプラント治療に出会ったのか、少しだけお話しさせてください。

　私は幼い頃、あまりからだが強くなく病気がちでした。そのためなのか、自分にとって身近だった医療の世界に興味を抱き、いつかは私も誰かの病気を治せるようになりたいと思うようになりました。

　夢を叶えて歯科医師になったのですが、歯科医療の世界は、幼い頃に夢見ていたような何でもできる万能なものではありま

せんでした。

　私が歯科医師になって間もなく、両親の歯の治療をすることになりました。歯を失ってしまった両親に対して、ブリッジを入れる治療を行ったのです。

　私の治療を受けた両親は、「よい歯が入った」と、とても喜んでくれました。

　しかしそのブリッジは、12年ほどで壊れてダメになってしまったのです。

　ブリッジは、歯を失ってしまったところの両隣の歯を削って、橋を渡すようにダミーの歯を取り付ける方法です。見た目はしっかりした歯に見えますが、ダミーの歯は両側の歯で支えられているだけです。ダミーの歯なので下から支える柱はありません。

　そこに力をかけ続けていたら、いつかは壊れてしまうのは当然。構造として、天然の歯と同じように使うには無理があるのです。

　インプラント施術患者の経過を追っていると、両親と同じように、数年は問題なくても15年後、20年後に次々と問題が起こっていきました。

　日本では、残念ながら歯がなくなってしまったときに「入れ歯」「差し歯」「ブリッジ」を選択される方が多いですが、世界に目を向けると、先進国ではほとんどがインプラント治療中心となっています。歯科技術だけを見れば先進国といえる日本で、

いまだ入れ歯やブリッジを選ぶ人が多いのは、かなり変わったことなのです。

そこに気づいたことが、私が改めてインプラント治療を学び直したきっかけでもあります。

メリットの大きいインプラント治療ですが、一方、大がかりな手術であるからこそ、踏み切れない人も多くいます。私の両親も、言葉を尽くして説得しても、最初はなかなか治療に踏み切ることができませんでした。

そんな方に知っていただきたいのが、本書で紹介する「**フラップレス**」というインプラントの術式です。フラップレスとはメスを使わない術式のことで、痛みや腫れ、出血が非常に少なく、患者さんにとってメリットの大きい方法となっています。

私は、1996年に「タキザワ歯科クリニック」を東京・大島に2006年に神奈川・湘南藤沢、2019年には東京・日本橋に、開業し、20年以上、たくさんの患者さんを診てきました。患者さんには「タキザワ歯科クリニックに治療に来てよかった」と思っていただきたいので、治療技術のトレーニングやブラッシュアップに加えて、患者さんの負担を少しでも減らすよう、からだとこころに優しい治療方法を模索し続けています。

そして、「歯医者は痛い」というイメージを払しょくすべく、無痛医療に力を入れるなかでたどり着いたのが、フラップレスインプラントです。

インプラントの治療前は、手術や痛みを不安に感じる方が多くいらっしゃいますが、フラップレス手術はそうした患者さんの不安を軽減できる施術方法です。このため、私のクリニックでは、インプラント治療のうち約9割をフラップレスで行っています。

できるだけ多くの方にインプラント治療を受けていただくために、治療費も可能な限り安くおさえているのも特長です。

治療費は、治療した歯の本数によって増減するため、1本あたりの価格を安価に設定することで、歯を多く失い、切実にインプラントを必要とするのに費用がネックという方にも取り組みやすいよう努力しています。

本書は、インプラントをお考えの方に向けて、インプラントとはどのような治療法か、なぜ痛みを感じるのかを説明した上で、フラップレスインプラントについての治療の流れやメリット・デメリットを紹介しています。

巻頭マンガでも触れましたが、一刻も早く歯を入れたい方や、入れ歯に抵抗のある方、痛みに恐怖感のある方にも対応しやすい治療となっていますので、**インプラント治療に躊躇し、踏み切れず悩んでいる方や、これまでインプラントの治療を全く考えていなかった方にこそ、ぜひ本書をきっかけに、フラップレスインプラントのよさを知っていただければ幸いです。**

2019年7月

滝澤聡明

目 次

痛くない、怖くない、インプラント治療を求めて 2

一刻も早くこれまでの日常を取り戻したい。
とにかく早く治したい！ 4

更年期や病気の具合に合わせた治療はできますか？ 6

入れ歯が合わない悩みを解消。
おいしく食べたい！　食べさせたい！ 8

突然のトラブル！
応急処置で対応するも不具合が出るケースが…… 10

はじめに 12

第1章
はじめてのインプラント これからのインプラント

Q インプラントってそもそもどんなものですか？ 22

Q 1本からでも、インプラントはできますか？ 24

Q インプラントとブリッジってどう違うのですか？ 26

Q インプラントと入れ歯ってどう違うのですか？ 28

Q インプラントと差し歯ってどう違うのですか？ 30

Q インプラントって高額なんですよね？ 32

Q インプラントの治療費はいくらかかるのですか？ 34

Q インプラント体には、どのような種類があるのですか？ 36

Q インプラント治療の期間は、どれくらいですか？ ……… 40

【スピード・インプラントメニュー1】
インプラント埋入と同時に仮歯を入れる
「即時荷重インプラント」 42

【スピード・インプラントメニュー2】
仮のインプラントで歯を支える「暫間インプラント」……… 44

【スピード・インプラントメニュー3】
歯肉を切開せずに済む「抜歯即時インプラント」……… 46

【スピード・インプラントメニュー4】
2回の手術が1回で済む「1回法インプラント」……… 48

Q インプラント治療において、
安全性が確保されているか心配です。 ……… 50

【セーフティ・インプラントメニュー1】
切らない！縫わない！怖くない！
「フラップレスインプラント」 52

【セーフティ・インプラントメニュー 2】
綿密なシミュレーションを行う
「ガイドサージェリーインプラント」 54

【セーフティ・インプラントメニュー 3】
ドリルを使わない「骨拡大インプラント」……… 56

Q フルマウスインプラントについて、教えてください。 ……… 58

【フルマウス・インプラントメニュー1】
オールオン4インプラント……… 60

【フルマウス・インプラントメニュー2】
ロケーターインプラント ································ 62

【フルマウス・インプラントメニュー3】
Oリングインプラント ································ 64

Q 特に患者さんからニーズの高い、
インプラント治療について教えてください。 ··········· 66

Q インプラント治療の一般的な流れについて教えてください。 ··· 68

実際の治療の流れ－当院の場合－ ·················· 70

Column　40代からの歯のケア ···················· 74

第2章
切らない！縫わない！怖くない！
フラップレスインプラント

「フラップレスインプラント」なら、切らずに治療できる！ ········ 76

フラップレスインプラントの実際の治療の流れ ··········· 78

フラップレスインプラントはなにが違うのか？ ············ 80

フラップレスインプラントの費用相場 ·················· 88

Q 本当に痛くない治療はできますか？ ················ 89

Column　女性と歯 ·································· 92

第3章
インプラントを長持ちさせるために

噛み合わせを大切に 94

いい噛み合わせをキープするために－噛みしめを減らす― 96

いい噛み合わせをキープするために
－ナイトガードを利用する― 98

そもそも、なぜ歯がなくなる？ 100

インプラント後だからこその歯周病ケア 102

内科的・外科的 歯周病の治療法 104

気をつけたい インプラント周囲炎 106

Column　歯を健康に保つための5か条 108

第4章
賢い患者になるために

インプラント専門外来だからできること 110

質のいい治療とは 112

いい治療院の選び方 114

知っておきたい医療費控除 116

事故・トラブルの防止策 118

おわりに 124

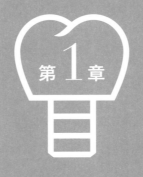

第1章

はじめてのインプラント
これからのインプラント

Q インプラントって そもそもどんなものですか？

A あごの骨に人工歯根を植える治療法です。「怖い」と思われがちですが、治療法によって痛みをおさえることができます。

インプラントとは、人工の材料や部品を、からだに入れる治療の総称です。

歯科の分野でのインプラント治療とは、失ってしまった自分の歯の代わりに、人工の歯根をあごの骨に埋め込み、それを支えとし、その上に人工の歯を入れる治療法です。

入れ歯と違い、固定性のため、ガタつきもなく、自分の歯のように噛める利点があります。ブリッジ（26ページ）の場合は隣の健康な歯を支えにしなければいけませんが、インプラントは歯根を埋める手術のため歯根がなくても治療可能です。また、**インプラントは、からだとの親和性が高く**、骨と結合性の高い性質の金属である"チタン"などでつくられていますので、金属アレルギーが起こりづらくなっています。

また、歯根を植えることや、治療時の麻酔などに恐怖感を持って、「歯を入れたいけど……」と気が引けていた方でも、本書でお伝えする「切開・剥離・縫合」のないフラップレスインプラント（52ページ）や、麻酔の種類（89ページ）の工夫、丁寧なカウンセリング（68ページ）により、痛みを軽減して治療に臨むことができます。

恐さを乗り越えるためにも、まずはインプラントについての正しい知識を学んでみてください。

インプラントに向いている人

・ブリッジができず、入れ歯も安定しにくい
・健康な歯を削らずに、失った歯を治療したい
・入れ歯の異物感が大きく、なじめない。うまく使えない
・歯根の本数の少ない人
・神経のない歯が多い人

上記のような悩みや希望をお持ちの方は、インプラント治療に向いています。

インプラントは固定式ですから、異物感なく、まるで自分の歯で噛んでいる感覚になれるのも大きな利点です。8ページでご紹介した患者さんの例は、まさにそのような理由でした。

少食や偏食が改善されるため、食事のバランスが整い健康状態もよくなります。

【インプラントの構造】

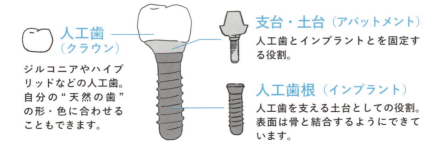

人工歯（クラウン）
ジルコニアやハイブリッドなどの人工歯。自分の"天然の歯"の形・色に合わせることもできます。

支台・土台（アバットメント）
人工歯とインプラントとを固定する役割。

人工歯根（インプラント）
人工歯を支える土台としての役割。表面は骨と結合するようにできています。

Q 1本からでも、
インプラントはできますか？

A もちろんです。歯を1本失った場合、
数本失った場合、すべて失った場合、
ケースに応じたインプラント治療があります。

　スポーツ中のケガや、バイクの運転中の事故などで前歯を失った人が、1本だけインプラントを入れるケースもあれば、高齢者の方が総入れ歯の代わりにインプラントを選ぶ場合など、いろいろなケースがあります。冒頭のマンガでもご紹介したようにさまざまな理由で、インプラントを選ぶ患者さんがいらっしゃいます。

　特に若い人や女性の方は、お年寄りが使うイメージがある部分入れ歯に対して精神的ダメージも大きく、インプラントを選ぶ方が多いです。このような心理的な要因だけでなく、入れ歯やブリッジでは噛む力が弱まることもあり、**機能面からインプラントを選ぶ方も多くいらっしゃいます。**
　また、美容などに意識の高い方や人前に出る職業の方も、審美の目的でインプラントを選んでいます。

24

【歯を1本失った場合】

健康な歯を削る必要がなく、周りの歯に負担がありません。

インプラントを埋め、人工歯を装着。

【歯を数本失った場合】

健康な歯を削る必要がなく、周りの歯に負担がありません。

支柱となるインプラントを埋め、人工歯を装着。

【歯をすべて失った場合】

インプラントを用いた総入れ歯があります。一般的な入れ歯よりもしっかり固定されるメリットがあります。

①固定式…インプラントの上にネジ、またはセメントで固定
②取り外し式…インプラントの上についたバーを用いた装置にはめる
③取り外し式…インプラントの上についた突起装置にはめる

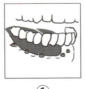 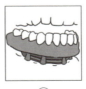 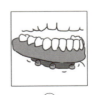

① ② ③

Q インプラントと ブリッジってどう違うのですか？

A 両隣の歯を削らないといけないブリッジ。 削らずに済むインプラント。 支えとなる歯が悪くなったときが問題。

　インプラントを選ばない方の選択肢としてよく挙がるのが、「ブリッジ」です。

　ブリッジは、失った歯の両隣の歯を支えとして、連結した人工の歯をかぶせる治療法です。セラミックなどの素材にこだわらなければ保険が適用され、安価に治療できるメリットもあります。見た目は生まれつきの歯と違いのないものもできますし、同じように噛むことができます。

　ただし、支えとなる両隣の歯は、健康な歯であっても、人工の歯を取り付けるために削らなければならず、両隣の歯への負担が大きくなります。特に神経を抜いた歯を支えとする場合、負担が大きく、歯根がわれ、抜歯になるケースもあります。

　ブリッジの最大の問題は、歯の根がない状態で両隣の歯を支えとしている点です。歯根がないということは、建物で考えると柱の少ない家と同じ。どれほど屋根や窓がしっかりしていても、柱が1本なくなれば必然的に建物は弱くなり、当面倒れなくても数年後にはガタがきます。数年かけてこのように歯がどんどん失われてしまうことを「**咬合崩壊**」といいます。

　建物の柱、つまり口内で考えると歯根を保つためには、イン

プラントか歯の移植、この２つしか選択肢はないのです。

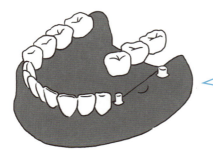

支えとなる歯を削ることや、支えの歯の神経の有無が問題になることに注意！

ブリッジのメリットとデメリット

ブリッジのメリット

- 固定式のため、装着していて違和感がない
- 生まれつきの歯とほぼ同じように噛むことができる
- 見た目では、生まれつきの歯と違いのないものができる

ブリッジのデメリット

- 健康な歯を削らなければならない（歯の寿命が短くなる）
- 土台となる歯と骨に負担がかかる
  （歯根が折れる、骨が溶ける可能性もある）
- 歯の抜けた部分の骨が痩せていく場合がある
- 隙間に食べ物が詰まることがあり、むし歯や歯周病になりやすい
- 発音に問題が出ることがある
- 神経を抜いた歯に用いると歯根がわれるケースが多い
- 歯ぐきが下がりやすくなるため歯周病のリスクが高まる

Q インプラントと入れ歯ってどう違うのですか？

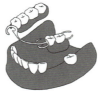

入れ歯

A 歯にひっかけるのが入れ歯。土台を入れるのがインプラント。"固定力"に違いがあります。

　80歳までに20本以上の歯を残そうという「8020運動」が推進されています。現在、達成者は51.7％（「歯科疾患実態調査」厚生労働省2017年発表）となっています。意識の高まりはあるものの、まだ約半数の方がお年寄りになったときに入れ歯やインプラントなどのお世話になっているようです。

　入れ歯にはさまざまなタイプがありますが、一般的なのは「クラスプ」と呼ばれるバネを健康な歯にひっかけて固定するタイプ。保険診療内でつくれたり、糖尿病などの全身疾患がある場合でも対応できる、といったメリットがあるので、多くの人が歯を失ったときに入れ歯治療を選んでいます。

　しかし、入れ歯を選ぶと、噛む力は、生まれ持った歯に比べると半分以下にまで落ちてしまいます。また、固定するバネが見えて、見た目もあまりよくないという欠点もあります。

　また、ブリッジの問題点と同様、入れ歯は建物でいうところの柱である歯根がない状態ですので、数年後に問題が発生しやすくなってしまいます。成人の歯は上14本、下14本ですので、建物で例えると合計28本の柱が耐震基準なのに、ブリッジや入れ歯は基準に満たない欠陥住宅と同じことです。

結果的に、噛み合わせがずれたり、一部の歯の負担が大きくなり残っている歯が欠けてしまうことがあります。そして、年数をかけてさまざまな箇所に亀裂や破折が生じて、次々と歯を喪失してしまう「**咬合崩壊**」に陥り、最終的にインプラントしかない、と当院を訪れる患者さんがたくさんいます。

　何度も治療を行わなければならない金銭的なリスクや手間、からだへの負担を考えれば、はじめからインプラントを選ぶほうが患者さんにとってメリットが大きいと思います。

入れ歯のメリットとデメリット

入れ歯のメリット

・簡単に治療を受けることができる

・保険診療ができ、治療費の負担が少ない

・取り外してお手入れできる

入れ歯のデメリット

・留め金が見えたり、見た目が悪い場合がある

・入れ歯を支える歯に負担がかかる（歯の寿命が短くなる）

・装着時に違和感を覚えることがある

・噛む力が弱くなる

・空気が漏れて、発音に問題が出る場合がある

・使用するうちに合わなくなり、調整や作り替えの必要が出る

・着脱を丁寧に行わないと支える歯に負担がかかり、
　動揺し、抜けやすくなる

・嘔吐反射の強い人

Q インプラントと差し歯って、どう違うのですか？

A 自分の歯根に歯をかぶせるのが差し歯。人工の歯根を埋め込むのがインプラント。

　差し歯は、残っている自分の歯根の部分に金属の土台をつけ、人工の歯をかぶせます。
　一方のインプラントは、金属の人工歯根を骨の中に埋め込むため、自分の歯だけでなく歯の根っこがなくなってしまった状態でも施術可能となっています。

　患者さんのなかには、「歯を抜いた所を差し歯にしてもらいたい」と相談に来られる方もいますが、差し歯は、根が残っている状態でないと行えません。根も含めて、歯そのものすべてを抜いてしまったら、差し込む所がなく差し歯にできないのです。

　そのような場合でも、インプラント治療であれば可能です。
　歯を抜いた後、あごの骨に歯根の代わりとなるインプラントを埋め込み、骨とインプラントが結合するのを4〜6か月程度待ちます。
　骨とインプラントが結合したら、アバットメントと呼ばれる土台をねじでインプラントに留め、型取りをしてから歯をかぶ

せていきます。
　歯根も含めて、歯が全くないところから天然の歯に近い状態に近づけようとする治療法が、インプラントです。

　費用面での違いとしては、差し歯は公的医療保険が適用できるのに対し、インプラントは基本的に自由診療であるため高額になります。

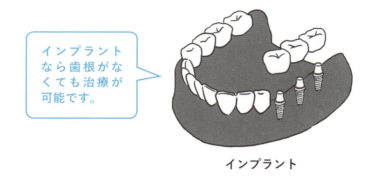

インプラント

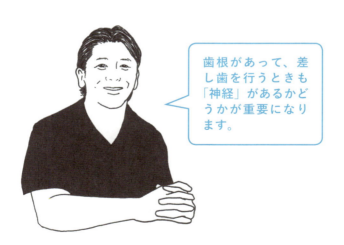

Q インプラントって高額なんですよね？

A 生涯で考えれば、決して高額ではありません。

　インプラント治療に踏み切れない人のなかには、治療費の高さがネックになっている人も多くいらっしゃると思います。しかし、一生涯で歯にかける治療費を考えれば決して高額ではありません。

　インプラント治療を受ける人のなかには、一度保険適用の入れ歯を入れて問題が発生し、自費で高品質の入れ歯を買い直してもダメでブリッジを選び、それでも数年後に不具合が起きてインプラントにたどり着く人がいます。何度も高いお金を払って入れ歯やブリッジを購入するのであれば、はじめからインプラントを選択したほうがはるかに安価な場合があります。

　入れ歯やブリッジを選ぶデメリットは費用面だけではありません。

　ブリッジは失った歯の両隣の歯を支えとしているため、失わなくてもよかった両隣の2本の歯まですり減って破損してしまうのです。

　日本は公的医療保険制度が充実しているため、保険診療であ

れば大丈夫だと思われている傾向があります。私自身、開業した頃は「高額な治療費のインプラント治療は必要なのか」と疑問を持っていたため、歯を失った患者さんにはブリッジや入れ歯を入れることのほうが多くありました。

しかし、治療後の経過を追ってみると、ブリッジや入れ歯を入れた患者さんは、数年調子がよくても10年、15年後に次々と不具合が起きていきました。はじめからインプラントを選んでいれば、何度も治療費を払う必要はありませんでした。

「安物買いの銭失い」という言葉がありますが、人生100年時代、遠回りをしてインプラントにたどり着くのであれば、はじめからインプラントを治療の選択肢に入れておいてほしいと思います。

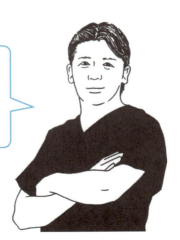

現金払い、お振込み、クレジットカード、なかにはデンタルローンを活用してお支払いする方もいらっしゃいます。

Q インプラントの治療費は いくらかかるのですか？

A インプラントの種類や本数によって異なります。

　当院の場合は、インプラント体＋土台（アバットメント）＋上部の歯（かぶせもの）の費用のほか手術管理費（一律２万円）がかかります。これに、１か月後のチェック費用が３千〜５千円かかります。初診カウンセリングと、インプラント治療を受けられる方のCT撮影は無料です。

　インプラント体と土台は、メーカーによって料金が異なります。当院が使用しているインプラントで比較的安価なものはオステム社の製品で、インプラント体が１本 11万円、土台が５万円。高額なものはストローマン社の製品で、インプラント体 が20万円、土台が ６万円です。上部の歯の値段は入れる位置によって異なり、５万〜12万円。奥歯が最も安く前歯が高額になっています。

　インプラント体は、高額であればあるほどいいというわけではなく、各メーカーでそれぞれ特徴があります。口腔内や骨の状態、金銭事情に合わせて選んでいただくことになります。

　これからインプラント治療に臨むなら、いろいろなメーカーのインプラント体を扱っている医院を当たってみてください。

基本治療費

インプラント体（1本11万〜20万円程度）＋

土台（1本5万〜6万円程度）＋

上部の歯（1本5万〜12万円程度）＋

手術管理費2万円

インプラント治療例
【1本の治療でオステム社のインプラントと奥歯用の「ジルコニア100」を選択した場合】

インプラント体11万円＋土台5万円＋かぶせもの5万円＋

手術管理費2万円＝23万円（税別）

【2本の治療でノーベルバイオケア社のリプレイスインプラントと奥歯用の「ハイブリッド」を選択した場合】

インプラント体15万円×2本＋土台6万円×2本＋

かぶせもの5万円×2本＋手術管理費2万円＝54万円（税別）

　これにプラスして、治療期間が短くできる「即時荷重インプラント」や、ガイドを用いて治療を行う「ガイドサージェリー」、歯肉の移植などをオプションで利用する場合は別途費用がかかります。

　入れ歯タイプのインプラントも同様にインプラントの種類によって料金が異なりますが、約50万〜68万円程度です。

※価格は変動する場合があります。

Q インプラント体には、
どのような種類があるのですか？

A インプラント体の種類は100種以上。
構造や材質が異なります。
用途、予算によって選べます。

　インプラント治療に使われる「インプラント体」には、さまざまな種類があります。

　インプラント体を製造しているメーカーは世界中にたくさんあります。そこで製造されているインプラント体は、100種類以上。それぞれ構造や材質、価格にも違いがあります。

　なかには「このインプラント体しか扱っていない（なので選択肢がない）」という歯科医院もありますが、当院では、日本で入手できるインプラント体を数多く試し、それぞれの患者さんに最適のインプラント体をご提案するようにしています。

　インプラント治療を行ったときの患者さんの満足の尺度はそれぞれです。一人ひとりのお口の環境や骨の状態、そして予算に応じた、オーダーメイドの治療をすることを意識しています。

　ここでは一例として、当院で使用しているインプラント体を紹介します。

【オステム TS IV】

　近年、日本でも広く使われるようになってきたインプラント体です。ほかのインプラント体の優れた部分を取り入れた構造となっています。そのため、幅広い症例で利用でき、価格を抑えられるという利点があります。

特徴

- これまでのインプラント体の優れた点を採用
- さまざまなサイズがあるため、幅広い症例で利用可能
- 価格が安価

【バイオホライズン・レーザーロック】

　独自の特許技術によって、歯肉（粘膜）との結合力を高めたインプラントです。独自技術の開発までには、多数の動物実験や臨床実験が行われているので、安全性も高くなっています。歯肉との結合により、細菌侵入を防ぎ、歯周病などにも効果があります。

特徴

- 歯肉との結合力が高く、歯周病にも効果がある
- 安全性が高い

【ジンマー（カルシテック スプライン）】

　インプラント体の表面に、ハイドロキシアパタイトをコーティングしています。ハイドロキシアパタイトは骨と同じ生体材料なので、あごの骨とより強固に結合します。

　骨が柔らかい方、骨粗しょう症の方に向いています。抜歯即

第1章　はじめてのインプラント これからのインプラント

時インプラントに多く使用されています。

> **特徴**
>
> ・骨と同じ生体材料を使用しているため、強固に結合する
> ・骨粗しょう症の方、骨が柔らかい方にも使える
> ・抜歯即時インプラントに適している

【ノーベルバイオケア】

　ノーベル社は、世界で最初にネジタイプのインプラント体を開発したメーカーです。数多くの実績があり、信頼性も高くなっています。即時荷重インプラント（42ページ）に多く使用され、最も進化したインプラントです。

　「ノーベルアクティブ」は先端がするどい刃物状のドリルになっているので、小さいに穴にでも簡単に挿入できます。そのため、骨を削る量も最小限で済みます。

> **特徴**
>
> ・ネジタイプを世界で初めて開発したメーカーのもので
> 　信頼度が高い
> ・最も進化したインプラント
> ・骨を削る量が最小限で済む

【ストローマン】

　世界でも国内でもシェアナンバーワンとなったメーカーで、人気の高いインプラントです。親水性が高いため血液との吸着がよく、骨との結合が表面だけでなくインプラント体の内側から始まるため、骨に結合する時間が短いのが特徴。最短で、上

顎6週間、下顎4週間と、従来の1／3程度で治療することが可能になりました。抜歯と同時に埋入する抜歯即時インプラント（46ページ）の方や、骨が柔らかい方、骨結合が悪いケースなどに向いています。

> **特徴**
>
> ・世界NO.1シェア
> ・骨と結合するまでの期間が短い

インプラント治療には「自分の骨のサイズにインプラントを合わせる」場合と、「インプラントのサイズに自分の骨を合わせる」場合とがあります。

1種類しかインプラント体を扱っていない医院ですと、インプラントのサイズに自分の骨を合わせる場合もあります。

その場合、人工骨で足りない箇所を補わなければなりません。追加の手術も行い、費用も時間も痛みも増えることになります。また、人工骨による感染症リスクも高まります。

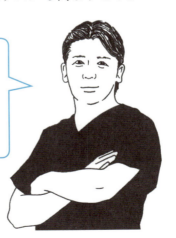

当院では数多くのインプラント体を扱っています。ニーズと予算、ご自身の骨のサイズに合わせて、インプラント体を選んでください。

Q インプラント治療の期間は、どれくらいですか？

A 歯や骨の状態によりますが、スピード・インプラントメニューなら、半年かからないこともあります。

　インプラント治療の期間は、短くても数か月の時間がかかります。患者さんの骨の状態によっては半年以上にも及びます。その間、複数回の手術を行わなければならなかったり、手術痕が安定するまで仮歯を入れられなかったりと、患者さんにとっての負担は少なくありません。

　しかし、患者さんによっては「なるべく短い期間で治療を終えたい」「できるだけ早く人工歯を入れたい」という方もいます。

　そんな方向けに、最近では治療期間が短期で済んだり、通院回数が少なく済む「スピード・インプラント」の治療方法も行われています。

　スピード・インプラント治療の方法には、「即時荷重インプラント」や「抜歯即時インプラント」「1回法インプラント」といった方法があります。42ページから、それぞれの治療法について詳しく説明します。

一般的なインプラント治療の流れ

Step 1 必要があれば抜歯

Step 2 抜歯後の骨が安定するのを待つ

Step 3 歯肉を切開し、あごの骨にドリルで穴を開ける

Step 4 インプラントを骨内に埋入

Step 5 インプラントと骨の結合を待つ

Step 6 数か月後、歯肉を切開してインプラントの頭部（キャップ）を露出させて土台をつける

Step 7 型取りをする

Step 8 人工歯を装着する

スピード・インプラント治療の流れ

【即時荷重インプラント】

インプラントの埋入手術と同時に人工歯を入れることで上記のステップ6を省略できます。

【抜歯即時インプラント】

抜歯と同時にインプラントを埋入することで、上記のステップ3の歯肉の切開を省略できます。

【1回法インプラント】

インプラントを埋入後、口腔内に露出させることで、上記のステップ6のうち、歯肉を切開してインプラント頭部（キャップ）露出させる過程を省略できます。

第1章　はじめてのインプラント これからのインプラント

スピード・インプラントメニュー　1

インプラント埋入と同時に
仮歯を入れる
「即時荷重インプラント」

　通常のインプラント治療の場合、埋め込んだインプラントが骨と結合するまで「非荷重治療期間」を設定し、数か月間経過を観察する必要があります。期間中は、手術した部位に負担をかけることのないよう、食事の内容にも気をつける必要があります。

　即時荷重インプラント治療では、手術後すぐに土台（アバットメント）と仮歯を取り付けます。硬いものは噛めませんが、「歯」があるため、見た目を気にすることなく日常生活を送ることができます。言葉も通常通り発音できます。

　即時荷重インプラントも、通常のインプラント治療と同様に骨とインプラント体が結合するまで待つ必要があり、その期間は数か月〜半年かかります。メリットとしては、手術の回数が少なく済むため通院回数が減ります。

　デメリットとしては、医師の技術や経験が十分にあり、CT等の設備が整っている歯科医院でしか行えない点です。治療費も通常より高くなります。

　骨質がある程度硬く骨量も十分にあり、噛み合わせに問題のない患者さんに向いています。

即時荷重インプラントのメリットとデメリット

即時荷重インプラントのメリット

・インプラントの埋入手術と同時に仮歯を取り付けるため術後の不便さが解消される
・手術回数が減り、通院の負担軽減になる

即時荷重インプラントのデメリット

・行える歯科医院が限られる
　（技術と経験があり、設備の整った歯科医院でしか行えない）
・患者さんの歯の状態によっては行うことができない
・1回の手術時間が長くなる

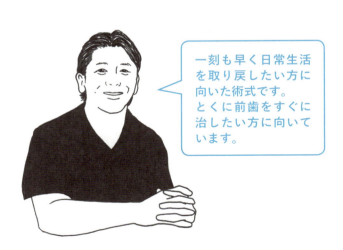

一刻も早く日常生活を取り戻したい方に向いた術式です。
とくに前歯をすぐに治したい方に向いています。

第1章　はじめてのインプラント これからのインプラント

スピード・インプラントメニュー　2

仮のインプラントで歯を支える
「暫間インプラント」

　暫間インプラントとは、メインのインプラントが骨と結合するまでの間、仮歯を支えるために仮のインプラントを入れる治療法のことです。ここで使用するインプラントと仮歯のことを「プロビジョナル」というので、プロビインプラントともいいます。

　インプラント埋入手術後すぐに、仮の歯を取り付けられるという点は即時荷重インプラントと同じですが、暫間インプラントが即時荷重と違うのは、歯を支えているインプラントを一定期間だけ使用する点です。

　なぜ、暫間インプラントをわざわざ取り付ける必要があるかというと、メインのインプラントに歯をつけると、ものを噛んだりした際に強い振動によってインプラントがグラつき脱離してしまう場合があるからです。暫間インプラントで歯を支えておけば、メインのインプラントに振動が伝わることが少ないため、しっかり骨と結合します。

　暫間インプラントは一定期間を置いたら外します。外すときの痛みはほとんどなく、数分で除去できます。

即時荷重インプラントと同じく仮歯をすぐに入れられるので、人前に出る患者さんなど、見た目の歯並びが気になる方、前歯を失った方などが選択されることも多い治療法です。当院では骨の状態を見ながら、即時荷重と併用する場合もあります。

使用期間はインプラントと骨が結合するまでの4〜6か月間で、その間に歯や歯ぐきの形、隣の歯とのバランス、噛み合わせ、長期安定性などを観察し、問題がなければ使用した仮の歯をもとに最終的な人工歯の作製へと進みます。

暫間インプラントのメリットとデメリット

暫間インプラントのメリット

- メインのインプラントに負荷がかからない
- インプラントの埋入手術と同時に仮歯を入れられるため、術後の不便さが解消される
- 前歯を損失した場合などでも見た目が気にならない

暫間インプラントのデメリット

- 手術に時間がかかる
- 費用が追加でかかる

> スピード・インプラントメニュー　3

歯肉を切開せずに済む
「抜歯即時インプラント」

　抜歯してすぐにインプラント体を埋め込む治療を、「抜歯即時インプラント」といいます。

　従来は、抜歯したあと、骨が安定してインプラントを埋入できる状態になるまで数か月待ってからインプラント治療を行うことが一般的でした。ただ、このやり方だとせっかくふさがった歯肉を再度切開しなくてはなりません。

　抜歯即時インプラント治療の場合は、抜歯後に歯を支えていた骨が露出しているので、インプラント体を埋め込むために歯肉を切開する必要がありません。そのため出血や術後の腫れが少なくなります。

　デメリットとしては、抜歯の理由が歯周病などの細菌感染の場合、手術後に細菌感染を引き起こす恐れがゼロではないことです。ただ、現在は炎症物を徹底的にかき出すため、感染リスクはほとんどありません。

　また、通常のインプラント手術よりも骨量や骨質などの条件が厳しくなるため、誰でも行える方法ではありません。ただし、インプラントを固定することさえできれば治療可能です。

抜歯即時インプラントのメリットとデメリット

抜歯即時インプラントのメリット

・歯肉を切開する必要がなく、出血や術後の腫れが
　少なく済む
・抜歯後は治癒力が高くなるため傷口の治りが早い

抜歯即時インプラントのデメリット

・手術後、細菌感染のリスクがある
・骨量や骨質の条件があるため、誰でも行えるわけではない

手術が一度で済むため、注射麻酔が苦手という方が選択することが多い術式です。

スピード・インプラントメニュー　4

2回の手術が1回で済む
「1回法インプラント」

　通常のインプラント治療では、歯肉を切開・剥離してあごの骨にインプラント体を完全に埋め込み、インプラント体につける頭部（キャップ）を歯肉の下に入れる手術を行います。インプラント体が骨と結合してから、再び歯肉を切開・剥離してインプラント体のキャップを露出させ、キャップを取り外して、インプラント体と歯をつなぐアバットメントと呼ばれる部品を装着します。つまり、歯が入る前に2回の手術が必要となります。

　1回法では、インプラント体を骨内に埋め込んだあと、キャップが歯肉の外に出る形で骨との結合を待ちます。2回の手術が1回で済むため、「1回法」といわれています。からだへの負担が少ないため、当院の場合はインプラント手術の約9割を1回法で行っています。

　通常多く用いられるツーピースタイプは、ヒーリングアバットメントと呼ばれる土台を歯肉上部に露出させ歯肉の回復を待ち、最終的に入れる歯の形状に合ったアバットメントに付け替え、仮歯を装着します。

　1回法の場合、インプラント体を埋めた手術のあとの歯磨きの際には、インプラント体のキャップと歯ぐきの隙間をよく磨

き、感染症を防ぐようにしてもらう必要があります。

1回法インプラントのメリットとデメリット

1回法インプラントのメリット
- 手術の回数が少なく済むため、からだの負担が少ない
- 骨と結合したかの判断がしやすい

1回法インプラントのデメリット
- 歯肉の外にキャップが露出しており、外部からの力がかかり、ゆるむことがある
- 細菌感染のリスクがある

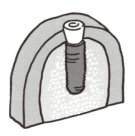

1回法
インプラント体のキャップが露出しているので、再度、歯茎を切開する必要がありません。

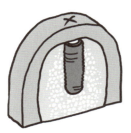

2回法
縫合し、1回法に比べ、低いキャップを付けてインプラント体を歯ぐきの中に隠すため、再度、切開する必要があります。

Q インプラント治療において、安全性が確保されているか心配です。

A 現在のインプラント治療は、以前に比べ、格段に安全に行うことができます。

　これまでのインプラント治療は、インプラント自体の材質や形が現在と異なり、また症例数も少なかったため失敗例もありました。過去の失敗の症例を聞いて不安に思うこともあるでしょう。しかし、現在のインプラント治療は失敗の恐れが低く、万が一トラブルがあったとしても、骨が回復すればインプラントを除去して再度インプラントを埋入することができます。

　一方で、インプラント治療は非常に細かい施術を必要とするので、必ず成功するとは限りません。

　インプラント手術の失敗例には、いくつかのパターンがあります。一番多い失敗は、インプラント手術から引き起こる感染症、2番目に多いのは、インプラントを埋め込む穴を開ける際に、深く開けすぎてしまう「穿孔」、3番めが、インプラント体が骨の中に深く入り込みすぎてしまう「迷入」です。

　では、どのような対策を取っているのでしょうか。

　まず、感染症については、器具の滅菌を確実に行うことで対策をとることができます。

当院の場合は、インプラント専用の手術室を設けています。インプラント手術に使う器具はすべて滅菌処理を行っており、手袋、エプロンなどは可能な限り使い捨てのものを使用しています。これらの感染症対策は、インプラント治療を行う上での基本、当たり前のことだと考えています。

2番目に多い「穿孔」と3番目に多い「迷入」が起こる理由は、インプラント手術を行う部位の骨の硬さが、予想より柔らかかったために起こることがほとんどです。通常ならば失敗しないはずの施術が、骨が柔らかかったために穴を開けすぎてしまったり、インプラント体が骨に深く入り込んでしまったりするのです。

穿孔や迷入を起こさないためには、施術前に骨の硬さをしっかりと把握し、その硬さに合った施術を行う必要があります。

当院では厚生労働省で把握しているインプラントの失敗例を分析し、同じ失敗をしないための安全対策を考え、使用器具を選定し、治療の方法をブラッシュアップさせたりしています。

難しい治療を行ったあとには、在籍している医師で集まり症例に関して検証や分析を行うことで、お互いに医療技術を高め合っています。

安全対策や患者さんの痛みを軽減させるための取り組みの一例として、当院で採用している「セーフティ・インプラントメニュー」の例を次ページからご紹介します。

第1章　はじめてのインプラント これからのインプラント

セーフティ・インプラントメニュー　1

切らない！縫わない！怖くない！
「フラップレスインプラント」

「フラップレス」とは、無切開、つまり歯ぐきを切らない手術のこと。当院が得意なインプラントの治療法で、治療の多くをこの術式で行っています。

通常のインプラント手術はメスで歯ぐきを切開して骨からはがし、骨を直視できるようにしてからインプラント本体を埋入していきます。

一方、フラップレスインプラント手術の場合は、術前にCTなどを駆使して、綿密にシミュレーションを行い、歯ぐきを切開・剥離することなく小さな穴を開けてインプラントを埋め入れます。

内視鏡（腹腔鏡）手術のようなものとイメージしてください。

切開しないため、傷口の縫合や、手術後1〜2週間での抜糸をする必要もなく、痛みや腫れ、出血がほとんどないことが特長です。インプラント埋入後はキャップを歯茎から出す「1回法」（48ページ）が多いため、4〜6か月後の2次手術が不要で、治癒期間が短いのが特徴です。

手術時のからだへの負担が少なく、精神的な負担軽減にもなります。

治療のデメリットとしては、骨を直視できないため、骨の形状が把握しづらい点が考えられます。事前の綿密なＣＴシミュレーションが欠かせません。また、歯肉や骨の状態によっては行えないケースもあります。「サージカルガイド」という、インプラントを埋入するためのガイドを使用する場合は、費用が高額となることがあります。

　フラップレスインプラント治療については、２章で詳しくご紹介していきます。

フラップレスインプラントのメリットとデメリット

フラップレスインプラントのメリット

- ・切開しないため、痛みや出血がほとんどない
- ・手術の回数が１回で済み、治療期間が短い
- ・手術時の患者さんのからだの負担が少ない

フラップレスインプラントのデメリット

- ・あご骨の形状が把握しづらいため、医師の経験と
　技術力が必要
- ・綿密な術前のＣＴシミュレーションが必要
- ・サージカルガイドを使用した場合は費用が高くなる

第１章　はじめてのインプラント これからのインプラント

> **セーフティ・インプラントメニュー　2**

綿密なシミュレーションを行う「ガイドサージェリーインプラント」

　ガイドサージェリーを直訳すると「ガイドつきの手術」で、CTで手術のシミュレーションを行い、コンピューター上で設定した位置を正確に口腔内に再現するため「ステント」などの器具を用いながら治療を行う方法です。

　肉眼や写真だけでは見えない骨や神経、血管の位置までCTで確認し、シミュレーションを繰り返せるので、安全にインプラント治療を受けられます。インプラントを埋め込んだ影響が出やすい「前歯のインプラント」の仕上がりも、シミュレーションで確認できるため、思っていた仕上がりと違ったりすることもありません。

　ただし、万能に思えるガイドサージェリーも決して100％正確だというわけではありません。型取りや模型づくり、手術用ガイドの設計の過程において、必ず多少のズレは発生してしまうものです。

　このため当院で行う場合は、ガイドサージェリーを信頼しすぎず、最終的には私や、当院医師らの長年培った勘や診断力で治療を行うようにしています。

　専用機器を使用するため費用が高額になりますし、一人ひと

り歯ぐきの型を取ったりCTデータを撮影したりする必要があるため、何度もクリニックへ通う必要があるというデメリットもあります。

ガイドサージェリーのメリットとデメリット

ガイドサージェリーのメリット
・手術時の時間短縮につながる

ガイドサージェリーのデメリット
・専用機器を用いるため、料金が高い
・場合によっては手術前に何度も通院する必要がある
・歯ぐき、骨の状態によりズレが生じるケースがある

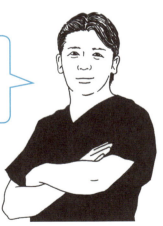

ガイドがあってもズレは生じるもの。最後は医師の経験と技量が問われます。

セーフティ・インプラントメニュー　3

ドリルを使わない
「骨拡大インプラント」

「骨拡大インプラント治療」は、ドリルを使わずに骨に穴を開けていく方法です。

インプラント治療では、あごの骨に穴を開けてインプラント体を埋め込む必要があります。骨に穴を開けるために一般的にはドリルを使いますが、過去には、必要のない箇所まで骨を削ってしまったり、ドリルで神経を傷つけてしまったりというような医療事故も起こっていました。こういった事故をなくし、からだへの負担を少なくするために開発されたのが、「骨拡大」と呼ばれるインプラント治療です。

骨拡大インプラントでははじめに糸くらいの太さのごく小さな穴を開け、その穴に特殊な専用器具を差し入れて、少しずつ穴を拡げていきます。

ドリルをほとんど使わず、骨を削る量も最小限におさえているため、出血も少なくすみます。からだへの負担も軽く、全てのケースではありませんが、骨粗しょう症の方にも対応できる治療法です。

デメリットとしては、少しずつ穴を拡張していくため、手術の時間がかかることと、技術力と知識が必要となるため一部の歯科医院でしか受けられない点が挙げられます。

骨拡大インプラントのメリットとデメリット

骨拡大インプラントのメリット

・出血が少なくて済む
・手術時にドリルの音や振動で恐怖を感じることがない
・骨を削る量が必要最小限で済むので、
　骨とインプラントが結合しやすい
・安全性が高く、からだへの負担が少ない

骨拡大インプラントのデメリット

・手術に時間がかかる
・骨が硬すぎる場合は、適用できないことがある
・医師の技術力が必要

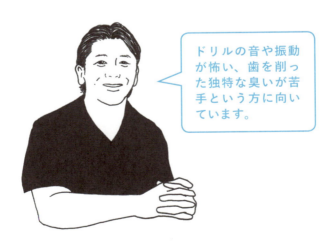

ドリルの音や振動が怖い、歯を削った独特な臭いが苦手という方に向いています。

Q フルマウスインプラントについて、教えてください。

A 少ない本数のインプラント体で、歯全体を支える治療法です。

　フルマウスインプラント（全顎インプラント）とは、数か所のインプラント体で、口の中のすべての歯を支える治療メニューです。

　すべての歯がなくなってしまった場合、すべての箇所にインプラント手術を行うのは、患者さんのからだにとって大きな負担となってしまいます。　それを軽減するのが、フルマウスインプラント（全顎インプラント）です。

　すべての歯を補うブリッジや入れ歯をつくり、それを数か所のインプラント体で固定します。入れ歯との大きな違いは、インプラントによってしっかりと歯を固定できることです。そのため、天然の歯と同じように不自由なく噛むことができます。

　かつては、「あごの骨が十分にある」ということがインプラント治療適応の条件となっていました。入れ歯を長く使ってきた人は骨が痩せて、インプラントを埋入するのに十分な骨がない場合もあります。しかし、近年は骨造成によって骨量を増やすことで、インプラント治療が受けられるようになっています。骨量が少ない場合にもこれから説明するオールオン4ならば、

骨造成を行うことなく治療ができる可能性もあります。

全顎インプラントを選ぶ人

- ・歯が1本もない人
- ・審美的に上下すべての歯をキレイにしたい人
- ・入れ歯で発音障害がある人
- ・審美的に入れ歯に抵抗がある人
- ・入れ歯で咀嚼障害がある人

総入れ歯が合わなくなった、長いブリッジが不便になった方の選択肢です。

> **フルマウス・インプラントメニュー　1**

オールオン４インプラント

　オールオン４は、口の中の４か所に埋め込んだインプラント体で、上下の片側すべての義歯を支える治療法です。片側すべての歯を失ってしまった方におすすめの治療法です。

　骨がやわらかい場合は４本以上入れることもあります。

　オールオン４は、入れ歯のように一体になってはいますが、入れ歯と違って、あご全体を覆う土台となる部分がありません。そのため、食事のときにも食べ物の感触や温度がよくわかり、おいしく味わうことができます。また、噛む力も天然の歯とほぼ同じです。

　手術当日に仮歯を入れるので、硬いものを避ければその日から噛めるようになります。

　デメリットとしては、基本的に片あごすべての歯がない状態で行うため、歯が残っている場合でも抜かなければならないこと。

　また、数年後にトラブルが起きた際、１本ずつの治療が行えず、すべて取り替える必要がある点もデメリットです。例えるなら、車のエンジンの一部が故障していてそこだけを修理すれば問題が解決するにもかかわらず、車体すべてを取り替えなければならないようなものです。インプラント治療では、場合によって片側で190万〜270万円ほどかかるケースがあるので、

「一部」の修理で、「すべて」を取り替えなければならないとなると、想定外の費用がかかることもあります。

インプラントを入れた後のケアも考え、当院ではできるだけ「部分的」にインプラントを入れることをおすすめしています。

オールオン４インプラントのメリットとデメリット

オールオン４インプラントのメリット

- 歯が１本もなくても治療できる
- 固定されているので食事や会話に影響しない
- 歯を一度に多数取り戻せる

オールオン４インプラントのデメリット

- 費用が高額になる
- 十分なメンテナンスが必要
- 治療経験、技術のある医師による治療が必要
- 歯が残っている人でも歯を抜く必要がある
- 数年後不具合が生じた場合、想定以上の費用がかかることがある
- 舌触りが気になる人もいる

フルマウス・インプラントメニュー　2

ロケーターインプラント

　ロケーターインプラントとは、口の中の数か所に埋め込んだインプラント体で、入れ歯を固定する治療法です。通常のインプラント治療と違い、入れ歯の取り外しができるので、クリーニングも簡単で衛生的です。また、手持ちの入れ歯を利用してロケーターインプラントを行うこともできます。

　ロケーターインプラントは上下のあごで治療ができますが、中心は下あごで、2本のインプラントで支えます。上あごの骨は下あごよりも柔らかいので、総入れ歯をインプラントで支えようとするとインプラント体に負担がかかりすぎて抜けてしまうことがあるため、4本以上必要となります。上あごを治療する場合は、当院では取り外しのない固定式タイプをおすすめしています。

　また、歯周病菌などの繁殖を防いでくれる唾液の流れが悪くなるため、歯周病にかかりやすくなるリスクがあります。必ずクリーニングを丁寧に行う必要があります。

　入れ歯なので、正しい方向で着脱しないと残っている歯や歯ぐきを傷つける恐れもあります。

ロケーターインプラントのメリットとデメリット

ロケーターインプラントのメリット

・持っている入れ歯をそのまま使用できる
・取り外しができるため衛生的
・オールオン4に比べ費用が安価

ロケーターインプラントのデメリット

・入れ歯が必要になる
・上あごの治療には向かないことがある
・クリーニングの手間がかかる
・正しく丁寧に着脱する必要がある
・部品の交換が生じる

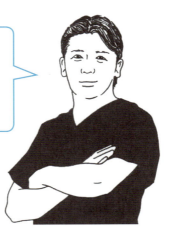

入れ歯安定剤のネバネバの感触が苦手という理由で選んだ患者さんもいらっしゃいます。

フルマウス・インプラントメニュー　3

Oリングインプラント

　Oリングインプラントとは、入れ歯部分にドーナツ状の小さなゴムを取り付け、インプラントのアバットメント部分の突起と結合させることによって入れ歯を固定する治療法です。

　ロケーターインプラントが自分で取り外し可能な方法に対して、Oリングインプラントは入れ歯と結合しているので、安定していて耐久性に優れているのが特長です。

　一方、経年によりゴムが劣化するため、定期的にゴムを交換する必要があります。　また、インプラントには強い横揺れの力が生じるので、Oリングインプラントは下あごの硬い骨に向いているといえます。

　下あごの入れ歯が合わないためにうまく話せない、噛めない、といったことでお悩みの方におすすめです。

　ロケーターインプラントと同様に、入れ歯なので、正しい方向で着脱しないと残っている歯や歯ぐきを傷つける恐れもあります。

Oリングインプラントのメリットとデメリット

Oリングインプラントのメリット

- 持っている入れ歯にゴムを取り付けることで使用できる
- 安定性に優れている

Oリングインプラントのデメリット

- 入れ歯が必要になる
- 上あごの治療には、向かないことがある
- 定期的にゴムを取り替える必要がある

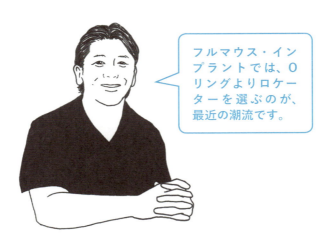

フルマウス・インプラントでは、Oリングよりロケーターを選ぶのが、最近の潮流です。

Q 特に患者さんからニーズの高い、インプラント治療について教えてください。

A フラップレスインプラントの需要が多くあります。

　当院のインプラント治療では、歯ぐきの切開・剥離をしないフラップレス（2章）を希望される患者さんが圧倒的に多いです。誰しも高額な費用を払って痛い思いをするよりは、できるだけ痛みや腫れが少なく、からだの負担も少ないフラップレスの方がいいと考えるでしょう。

　フラップレスを希望される方が当院を訪れる理由は、ひとつにはフラップレス術式を行っているクリニック自体が少ないという点が考えられます。なぜフラップレスを採用しているクリニックが少ないかというと、フラップレスを行えるスキルと経験を持った医師が少ないことも要因です。フラップレス手術は歯肉の上から骨を見ずに行なわれる手術であるため、ほかのインプラント手術以上に歯科医師の経験や高度な技術が求められるのです。

　そこで、フラップレスを行うクリニックの多くは、模型を使って治療を行うガイドサージェリー（54ページ）を採用しています。ガイドサージェリーを用いれば、穴の位置を示してくれ

るため手術もスムーズに済みます。

　ただし、前述しているように、ガイドサージェリーをつくるためには、一人ひとり歯ぐきの型を取り、CTデータと共に外部の業者に発注する必要があるため、時間も費用もかかります。

　なによりも怖いのは、ガイドサージェリーを用いたからといって正確な場所にドリリングできるかというとそうではないという点です。歯や歯ぐきの位置は少しずつ変化します。型を取ったときと、手術を行うときの状態が全く同じわけではありません。

　また、型取りをしたあと、その型に石膏を流し込んで模型をつくるのですが、石膏の膨張率は湿気によっても少し変わってしまいます。さらに、CTの3D画像上でシミュレーションしたインプラント埋入ポジションをもとに、実際の手術でその位置に確実に埋入できるよう、パソコン上で手術用ガイドを設計しそのデータを3Dプリンターで作成するのですが、ここでもほんの少しの誤差が生じる恐れがあります。一つひとつは0.01mm程度のズレだとしても、積み重なれば大きなズレとなってしまうのです。

　このため当院では、ガイドサージェリーを用いる場合でもズレが生じることを十分に考慮して治療しています。当院を選んでくださる方は、そんな技術力を評価してくださっているのだと思います。

Q インプラント治療の一般的な流れについて教えてください。

A カウンセリング、検査、プランニング、手術・治療の4ステップに分けて行います。

インプラント治療は、大きく、①カウンセリング　②検査　③プランニング　④手術・治療。この4つのステップに分けることができます。

まずは、カウンセリング。当院では、患者さんの不安や疑問を少しでも軽減できるよう、インプラント治療前のカウンセリングを重視しています。インプラント治療を成功させるためには、身体的なことはもちろん、心理的な面も含め、患者さん一人ひとりの状態に合わせたプランニングが必要です。そのため、カウンセリングでしっかりと患者さんと向き合い、最善の治療をご提案しています。

次に検査を行います。口腔内の状態は患者さんごとに異なるため、まずはレントゲン・CTであごの骨の状態などを確認します。レントゲンだけでは二次元的な解析になってしまうため、当院では必ずCTであごの状態を正確に把握します。当院の場合は、CT撮影を無料で行っています。

検査のあとはプランニングです。患者さんからいただいたご希望と、口腔内の診断結果をもとに治療計画を立て、インプラント体を選択していきます。

　そして、治療の進め方や注意点を説明して十分に納得していただけたら、手術・治療へと移っていきます。

　個人差はありますが、初診カウンセリングから治療方針を立て、CT撮影などを行い、インプラント埋入手術後に土台装着、型取りをして義歯を埋め込むまで、だいたい5〜7か月程度かかります。

　その後は、3〜6か月に1回くらいの頻度で定期検診を受けていただきます。

　インプラント治療で入れた人工歯は、むし歯になることはありません。しかし、歯周病にかかってしまうことはあります。歯周病になると、インプラント体を埋め込んだ部分の骨が影響を受け、最悪の場合はインプラント体が抜けてしまうこともあります。

　定期メンテナンスを受けてクリーニングと噛み合わせの調整を行うことで、歯周病になるリスクは大幅に引き下げられます。しっかりとメンテナンスを行っていれば、インプラント治療で入れた義歯は一生使えるものです。そのためにも、定期メンテナンスを受けられることをおすすめします。

実際の治療の流れ
―当院の場合―

「2回法」を例に、治療の流れをご説明しましょう。

1. 来院1回目　初診カウンセリング

　初診では、歯を失った原因と過去の治療歴をお聞きします。口腔内検査やCT撮影などを行い、口の中の状態を調べます。その後、ドクターとカウンセラーでインプラント治療の流れや注意点などをご説明します。時間は30〜60分程度です。

2. 来院2回目　治療計画の立案・見積書発行

　レントゲン撮影やCT撮影のデータをもとに治療方針を立て、CT撮影データをドクターと共に見ながら骨の状態を確認していきます。追加オプションが必要な場合は、ドクターが説明します。そして、カウンセラーが複数の見積書を出して治療費や支払い方法なども含めた説明をします。

　また、インプラントを行う以外の歯についても説明します。

3. 患者さんがご自宅で検討

ドクターとカウンセラーの説明を受け、治療についてご自宅でご家族と相談していただきます。治療の意思が固まった方は、契約と進みます。

4. 来院3回目　契約

　現金や口座振込、クレジットカード、デンタルローンなどから支払い方法を選択し、契約書にサインをしていただきます。

5. 来院4回目　初期治療

　インプラント手術の前に、歯石取りや歯垢取り、歯周病治療、抜歯などを行います。他院で行っている場合は不要です。

6. 来院5回目　インプラント埋入手術

　口の中の清掃を行った後、麻酔をし、血圧、脈拍、血中酸素飽和度測定をしながら手術を行います。麻酔には最新の電動注射器や微細な針、笑気麻酔などを使用し、痛みの少ない治療を行っていきます。インプラント手術にかかる時間は、1か所につき20分前後です。　特殊器具を使った手術や人工骨を使用する場合は、施術時間がもう少し長くなります。

7. 来院6～9回目　インプラント埋入手術後

　手術翌日には、消毒・洗浄を行います。１～２週間後に抜糸をし、最初の１か月は１週間に一度、消毒と歯石取りを感染防止のために行います。そのあとは１～２か月に一度くらいの頻度で術後の状態をチェックしていきます。

8. 治癒期間

　インプラント体とあごの骨がしっかりと結合するまでの期間です。通常は４～６か月で結合します。

9. 来院10回目
　　アバットメント装着手術（２次手術）

　外科手術を行い、インプラント体にアバットメントと呼ばれる土台を装着します。インプラント体の頭（キャップ）を露出させるために切開してキャップを付け、縫合する手術です。フラップレスの場合はこの「切開・縫合」を省略できます。

10. 治癒期間

歯ぐきの傷がふさがるまでの期間。通常は2〜3週間。

11. 2次手術から約1か月後　型取り・上部構造の計画

口の中の型取りをして、インプラント体の上に取り付ける歯をどんな素材にするかを決めます。

12. 2次手術から約1か月半後　上部構造の装着

完成した歯をアバットメント（土台）に取り付けます。噛み合わせや適合などのチェックをして、調整を行います。

13. メンテナンスと定期検診

治療終了後も3〜6か月に1回くらいの頻度で定期検診を行い、噛み合わせの調整などメンテナンスを行います。

Column
40代からの歯のケア

「これまで虫歯は一本も生えたことがありません」「子どもの頃、学校で歯科健診を受けたくらいで、歯医者とは無縁でした」

歯や唾液の質がよく、大して歯磨きを熱心にしていなくても虫歯知らずだったという人もいることでしょう。しかし、こんな人こそ要注意。年を重ねてから、歯のトラブルを抱え始める人は意外と多いのです。

というのも、歯の質がいい方の場合、噛む力がダイレクトに歯ぐきや骨に伝わってしまうため、その負担が少しずつ蓄積されていき、ある年齢に達すると歯ぐきや骨が崩壊してしまう恐れがあります。

40～50代、早い方だと30代半ばくらいからその兆候が見え始めます。レントゲンを見ると、「この人は40代になるとかなりの歯を失うのでは」とはっきりわかります。見た目がキレイでも、噛み癖や歯ぎしりで蓄積されてきた負担によって、歯や骨の中身がスカスカ、という人は意外と多くいます。

特に、若い頃に比べて歯ぐきが痩せて、歯と歯の間にものがはさまりやすくなってきた、という人は要注意！　噛み合わせがどんどん悪くなっている可能性があります。

10年後、20年後に後悔しないためにも、日頃の歯磨きや噛み癖のバランスに気をつけ、クリニックでの定期健診を受けることが大切です。

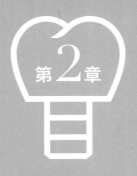

第2章

切らない！縫わない！怖くない！
フラップレスインプラント

「フラップレスインプラント」なら、切らずに治療できる！

　入れ歯のような日常のわずらわしさがなく、よく噛めて違和感もほとんどないのがインプラントです。実際の手術では麻酔を用いるためほとんど痛くないのですが、メスを使った外科手術に恐怖感を覚える人もいることでしょう。

　そんな人にご紹介したいのが、52ページでも紹介しているフラップレスインプラントです。ここからはさらに詳しくご紹介します。

　フラップレスインプラントは通常のインプラントとは違い、歯ぐきを切ることなく小さな穴を開けてインプラントを埋め入れるため、切開や縫合に伴う出血や術後の痛み・腫れがほとんどありません。手術時間が短く済み、また2次手術が必要ないため治療の回数もおさえられる画期的な治療法です。

　手術でメスを入れたり、副作用を持つ薬を飲んだりすることでからだにダメージを与えることを医学用語で「侵襲」といいます。いくら治療のために効率的だとしても、高い侵襲を伴う医療行為は患者さんのからだにとって大きな負担となるため避けたいところです。医療の世界では検査、治療、手術などにおいて、できるだけ侵襲性の低いものから検討されるという考え方が主流となっています。

　フラップレスインプラントは、低侵襲の治療法だということ

ができます。からだへの負担が少ないため、生活習慣病など全身疾患を持つ患者さんにも行いやすい治療法です。精神的な不安や恐怖心も軽減できます。

　すべての症例がフラップレスで行えれば、これに越したことはありません。当院ではフラップレスが可能な場合はなるべくこの術式で治療しています。ただ、フラップレスでは、ある程度の歯肉や骨の状態のよさが必要となるため、治療計画上フラップレスではなく通常の切開を必要とする術式をすすめる場合もあります。

フラップレスインプラントの特長
【無切開】
通常手術はメスで切開するところ、パンチ、バーなどで歯ぐきに小さな穴を開ける。

【無剥離】
歯ぐきを骨から剥がす（剥離）がない。

【無縫合】
メスで切開しないので、縫合することはない。

フラップレスインプラントの
実際の治療の流れ

　一般的なインプラント手術とフラップレス術式の大きな違いは、切る代わりにインプラントを埋入するための穴を開けるという点です。

　CTを撮り、コンピューターでシミュレーション設計する点はすべてのインプラント治療に共通しますが、フラップレス手術は歯肉の上から骨をほとんど見ずに行うため、事前の念入りな診断が不可欠となります。

　診断では、歯や歯根の状態、骨の硬さ、歯肉の状態などを診ていきます。場合によってはフラップレスが行えないケースもあります。

　ガイドサージェリー（54ページ）を用いながら、医師の判断でインプラントを埋入するための穴を開けます。穴の大きさは、土台（アバットメント）の種類によって異なりますが、直径3〜5mm程度です。

　右にフラップレス手術の流れをご紹介します。
　通常のインプラント手術と比較してみましょう。

	通常のインプラント手術	フラップレス手術
インプラントの埋入方法の確認	歯ぐきを切開し、骨を直視する	CTによる3Dシミュレーションで行う
インプラント体の埋め方	あごの骨を露出させてドリルで穴を開け、骨内に埋入	歯ぐきを切らず、歯ぐきの上からドリルで穴を開け、骨内に埋入
インプラント頭部（キャップ）の埋め方	完全に歯ぐきの下に埋め込む2回法が多い	完全に埋め込まず、歯ぐきの上に頭部を露出させる1回法が多い
手術時の縫合・抜糸の有無	切開するため、あり	切開しないため、なし
手術の回数	2回が多い	1回が多い
骨が痩せる「骨吸収」の程度	骨吸収が生じる場合もある	歯ぐきからの血液供給が途絶えないため、一般的なインプラントより少ない
審美性	切開・剥離すると1mmくらい歯肉が下がることがある	歯肉が下がりづらいため審美性がよい

第2章　切らない！縫わない！怖くない！　フラップレスインプラント

フラップレスインプラントは
なにが違うのか？

　一般的なインプラント治療との違いから、フラップレスインプラントのメリットをご紹介します。

フラップレスの特長1　切らない

　フラップレス手術の大きな特長は、メスを一切使わないという点。メスや切開されることに抵抗のある方でも安心して行うことができます。

　そもそも、なぜ従来のインプラント手術は、歯ぐきを切開する必要があるのでしょうか。

　歯科にかかわらず、従来、外科施術において、施術を行う部分を直視しなければならないという "凝り固まった常識" があるため、インプラント治療の現場でも切開はするものとして考えられていました。

　通常のインプラントは、あご骨への埋入を正確に行うために歯ぐきを切ることで、あご骨を直視できるようにしています。歯ぐきを切ってみないことには、あご骨の細かい形などがわからないこともありますし、これは、医師の治療負担の軽減にもつながっています。一方、フラップレスは骨を直視できないため、インプラントを埋入する深さを測るのが非常に難しく、歯

科医の経験と技量が問われる手術です。

　さらに、フラップレスは手間がかかります。　当院では、10
㎜の穴を開ける場合でも5㎜開けた時点で再度CTを撮り確認
するなど念入りなチェックを行います。このように丁寧な過程
を踏まないとできない施術法であり、フラップレスを行えるほ
ど十分な技術と経験を持った医師が少ないため、なかなか普及
しないのではと思います。

　インプラントの手術中は麻酔が効いているためそれほどの痛
みを感じることなく手術を受けられます。しかし、術後4～5
日は抜歯後のような強い痛みや腫れが生じるといわれており、
ほとんどの場合、痛み止め（鎮痛剤）が処方されています。

　フラップレス手術なら、切開・剥離をしないことで出血量を
おさえられるので、その痛みや腫れを軽減することができます。

フラップレスの特長2　剥離しない

　一般的なインプラント手術では、施術を行う部分を直視する
という前提があるため、歯肉を切開しています。インプラント
を埋入する骨の部分を直視するためには、歯ぐきの切開にとど
まらず、さらに骨から歯肉をはがす「剥離」を行う必要があり
ました。

　前述したように、切開・剥離を行うと歯ぐきを大きく傷つけ
るため、出血します。からだの反応として、出血すれば、その
傷を早く治そうと体中の血液が患部に集まるため、大きく腫れ

ます。

　「腫れの少ないインプラント」といわれるフラップレス手術は、従来のインプラントのように歯肉を切開・剥離してドリルで骨に穴を開けるといった施術を行いません。このため、インプラントのデメリットである「腫れ」の症状や回復期間は、ほとんど心配する必要がないのが大きなメリットです。

フラップレスの特長3　縫わない

　通常のインプラント手術の場合は、歯ぐきを切開・剥離してインプラントを骨内に埋入したあと、骨とインプラントの結合を待ちます。

　フラップレスの場合は、インプラント頭部（キャップ）を歯ぐきの上に露出しておくため、歯ぐきを縫合する必要がありません。
　なぜ、通常の場合はわざわざ歯ぐきを縫合してインプラントを埋め込むのでしょうか。
　その理由は、インプラント頭部を露出させておくと、舌で触ったり外部から圧力がかかることがあるため、インプラントと骨がうまく結合しないことがあるからです。
　歯科医師が術後の生活について十分に指導を行い、患者さんが気をつけていれば、わざわざ一度切開した部分を再度縫いつけ、また切開して歯を入れるという工程を踏む必要はないので

す。

縫合の必要がないので、抜糸も行いません。フラップレスなら、縫合・抜糸時の痛みもありません。

フラップレスのデメリット1
手術できないケースもある

これまでフラップレス手術のメリットをご紹介してきました。夢の治療法のように思えるフラップレスですが、デメリットもあります。

ひとつ目のデメリットとしては、どんな患者さんでも受けられる施術ではない、という点です。では、どんな人がフラップレス手術を行えるのでしょうか。また、フラップレス手術が難しいのはどのようなケースでしょうか。

【フラップレス手術ができる人】
●成人している人

女性は18歳、男性は20歳以降であれば、骨の成長が止まる方が多いため、フラップレス手術も通常のインプラント手術と同様に受けることができます。若年層の場合は、骨の発育が続いており、インプラントがあご骨に埋没してしまう恐れがあるため基本的にインプラント治療は行いません。

●全身疾患のない人

通常のインプラント手術に比べ、からだへの負担が少ないと

はいえ、治療が長期にわたり精神的ストレスはゼロではありません。疾患の状態によっては治療ができますが、疾患がないに越したことはありません。

●歯周病のない人

歯周病は、歯の土台となる骨を溶かしてしまうため、歯周病の進行が進んでいる場合、インプラントの土台の埋め込みができないことがあります。CTでの確認によって行えることもありますが、基本的に歯周病のある場合は、フラップレス手術は難しいと思ったほうがいいでしょう。

【フラップレス手術が難しい人】

フラップレス手術は歯ぐきの切開がない分、患者さんの骨を直視することができません。このため、下記のような方の場合は、切開して慎重にドリリングをしなければなりません。

●骨の幅が狭い人

骨の幅が狭い方は、インプラントの土台部分が露出してしまい。十分な安定性が保てません。人工骨の埋め込みを行うことでインプラント施術を行うことは可能ですが、骨を直視しなくては判断が難しいため、CT、診療時に骨の幅が狭いと判断した方には、フラップレス手術はおすすめできません。

●重度の全身疾患のある人

フラップレスに限らずですが、動脈硬化や糖尿病などの疾患

がある方は免疫力が低下しているため、手術後の傷の治りが悪く、歯周病菌などに感染しやすくなっています。内科的治療を行ってからインプラント手術を受けてください。

●骨の高さがない方

骨の高さがない場合も、切開をしなくてはならず、フラップレス手術を受けることができません。上あごの骨の上は空洞となっており、骨の高さが十分でない場合、インプラントが空洞まで達してしまいます。この場合も骨とインプラントが結合しないため、安定性が保てません。

この場合は、サイナスリフトなどの術式で、空洞に人工骨を入れ、造成されるのを待ちます。

●神経の走り方が複雑な人

インプラントはあご骨をドリリングで穴を開けなくてはいけないため、神経の走り方が複雑な場合、どうしても直視をした上で対応する必要があり、フラップレス手術による無切開術式は厳しいといえます。

●歯ぐきの幅や厚みがない人

歯肉には、大きく分けて「動かない歯ぐき」と「動く歯ぐき」があります。インプラントを維持していくためには、このうちの「動かない歯ぐき」いわゆる「角化歯肉」が必要です。インプラントの周囲に角化歯肉が不足していると、歯ブラシの圧力に負けてしまい、歯ぐきが痩せてしまったり炎症などを引き起

こすため、フラップレスに限らずインプラントを行う際には歯ぐきの幅や厚みが十分にある必要があります。角化歯肉の幅や厚みが不足している場合は、歯肉の移植手術を行うケースもあります。

上記は例として紹介しましたが、ここで記載している例は、患者さんが自分の歯ぐきを触ってみてわかることではありません。実際に検査をしてみないことには、無切開でインプラントを行えるかはわからないのが正直なところです。インプラントをするか悩んでいる方は、まずカウンセリングを受けてみることが大事です。

フラップレスのデメリット2
機器による誤差が起こりうる

フラップレス手術は骨を直視せず正確な位置にインプラントを埋めるため、CTスキャンやコンピューターによるシミュレーションを行い、サージカルガイドなどさまざまな機器を使用して行います。

ただし、機械に任せていれば100%正確に行えるかというとそうではなく、ズレが発生します。ひとつの機器が少しずれていても問題なく行えることもありますが、機器を多く使用するフラップレス手術では、ひとつでは問題なくても、複数の機器が少しずつずれることにより、ドリリング位置が誤り神経を傷

つけてしまうということも起こりえます。

　例えば、フラップレス手術の際は、インプラントを埋入する位置や深さ、角度のズレをなくすために、埋入位置に穴を開けた「サージカルガイド」というマウスピースのようなものを用いることがあります。これは一人ひとり型を取って作製しますが、歯ぐきの皮膚の動きでズレが発生したり、歯周病がある人は、型を取ったときから歯の位置が微妙に変わっているということもあり得ます。

　機器のズレを防ぐための対策として私が徹底しているのは、機器を信用しすぎないということです。例えばドリリングの際、通常であれば10㎜開ける場合は一気に開けますが、当院では２～３回に分け、ドリリングの途中にもCTスキャンをした上で、より間違いのない手術を行っています。

　最終的には医師の経験による感触でドリリングの調整を行う部分もありますが、途中経過でズレを起こさないための工夫を行っています。

フラップレスインプラントの
費用相場

　フラップレス手術も通常のインプラント手術と同様に土台やかぶせものは何にするかで費用は大きく変わります。

　当院の場合は、通常の切開するインプラント手術と無切開術式（フラップレス手術）で費用は変わりません。

　ただ、フラップレス手術の場合、クリニックによっては通常の術式より5～10万円ほど金額が高くなることがあります。なぜ金額が高くなるかというと、インプラントのドリリングのサポートをする「サージカルガイド」を使用するからです。

　サージカルガイドは、患者さんのあご骨をCTスキャンした上でメーカーへ依頼するオーダーメイド方式のため、作製するだけで5万円前後の費用がかかります。フラップレスは無切開術式であるため、サージカルガイドを使ったほうがドリリングのズレが起こりにくいことは間違いありません。

　ただ、最終的にドリリングをするのは人間です。器具を過信しすぎないことも歯科医にとって重要なことなのです。

　当院の場合は、サージカルガイドの説明をした上で、希望があった方のみ、オプションという形でつけていただいています。ただ、できる限り費用をおさえたいという方も多いので、患者さん一人ひとりに合わせて適切な提案をしていきたいと考えています。

Q 本当に痛くない治療はできますか？

A 治療法だけでなく、麻酔の方法からも極力、痛みと不安をやわらげることができます。

インプラント手術は局所麻酔をして行いますので、通常は痛みがほとんどありません。

基本的に、インプラント手術がからだに与えるダメージは抜歯程度だといわれていますから、それほど強い痛みはありません。痛み止めの薬を飲めば落ち着く程度です。そのため、インプラント手術に入院は必要なく、手術当日に帰宅できます。インプラントの治療後は、本数が少ない場合や、特に骨造成術をしなかった場合、ほとんど腫れることもありませんし、痛みも感じません。身体的負担が少ないフラップレスであれば、そのリスクはさらにおさえられます。

ただし、インプラントの本数が多かったり、骨を増やす処置、歯肉をつくったりする特別な手術をした場合は、腫れや痛みが出てきます。 腫れが出た場合は、手術後2～3日がピークといわれ、その後は落ち着いてくることがほとんどです。その腫れは菌によって感染したものではなく、外科的な刺激を加えたことによる反応性の炎症とされているので、心配はありません。長引いたとしても5日～1週間ほど経過すれば落ち着きます。

第2章 切らない！縫わない！怖くない！ フラップレスインプラント

また、腫れは冷やすことで落ち着きが早まります。痛みを伴なわなければ全く心配ありません。

　それでも手術が不安な方には、手術の緊張などを軽減するために、リラックス作用のある「**静脈内鎮静法**」が併用される場合もあります。局所麻酔だけであれば、術後2時間くらいで、静脈鎮静法の場合は、3～4時間ほどで麻酔は切れます。

　当院では鎮静・鎮痛効果のある「**笑気吸入鎮静法**」を使っています。笑気吸入中でも呼びかけに答えることが可能です。歯科医師が患者さんの反応を見ながら治療が行えるので安心です。鎮静作用に加えて鎮痛作用がありますので、リラックスするとともに痛みを感じにくくなります。
　この方法で手術を行った患者さんからは「気分がよい」「ほろ酔い気分」「手足がジンジンする」「体がポカポカする」といった感想をいただいています。手術後はふらつきがなくなれば帰宅可能であり、食事制限の必要もありません。

　血管に注入する静脈内鎮静法では投与した鎮静薬を取り出すことはできませんが、笑気吸入鎮静法は呼吸により吸収・排泄できるので効果の調節が容易で、呼吸器や循環器にほとんど影響を与えません。

【笑気吸入鎮静法の特徴】

- 鎮静・催眠作用は比較的弱く、鎮痛作用は比較的強い
- 鎮静効果が表れるのが早く、消失も速やかなため、吸入中止後数分で帰宅可能
- 体内でほとんど分解されず、呼吸器や循環器にほとんど影響を与えないので、肺や心臓に持病がある人にも安全
- 体内でほとんど分解されないため肝臓に負担をかけない

第2章 切らない！縫わない！怖くない！ フラップレスインプラント

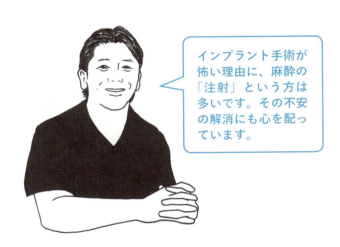

インプラント手術が怖い理由に、麻酔の「注射」という方は多いです。その不安の解消にも心を配っています。

Column
女性と歯

　「妊娠すると歯が悪くなる」と聞いたことはありませんか？　あるいは、実際に妊娠中や出産後に虫歯ができやすくなったり、歯周病にかかったりしたという女性もいるのではないでしょうか。

　妊娠すると口の中の環境が悪化する原因は、つわりで気持ちが悪く歯磨きができなかったり、間食の回数が増えたりといったことも考えられますが、女性ホルモンの影響も無視できません。

　女性は、月経、妊娠、出産、閉経と、身体の変化によってホルモンバランスが大きく変化します。妊娠・出産時は特にバランスが崩れやすく、人によっては味覚が変わったり髪が抜けやすくなったりと、体質に変化が出る方もいます。このひとつとして、歯茎や骨にも影響が出やすくなっている、といわれています。

　特に、更年期になると女性ホルモンが一気に低下し、閉経後は骨粗しょう症にかかりやすくなり、歯を支える歯周組織の破壊を加速させてしまうこともあります。

　ホルモンバランスは年齢によるからだの変化なので、避けることはできません。女性の皆さんは、「以前に比べて虫歯や歯周病にかかりやすくなったな」と感じたら、ホルモンバランスの乱れがひとつの可能性と考えられることを知っていただければ幸いです。

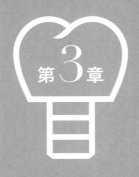

第3章

インプラントを長持ちさせるために

噛み合わせを大切に

インプラントを長く使うためには、噛み合わせの調整が大切になります。噛み合わせが悪いと、かぶせたもの（上部構造）に負担がかかり、インプラントが抜け落ちてしまうこともあります。

インプラントは、何らかの原因で歯が失くなってしまったところに歯を入れる治療です。歯が失くなってしまう原因は、事故や病気などさまざまですが、その大きな要因のひとつは歯周病です。

では、なぜ歯周病が起こるかというと、細菌による感染だけでなく、噛み合わせの悪さからも引き起こされます。噛み合わせが悪いと一部の歯に無理な力がかかり、歯の根が傷み歯周病になってしまうのです。

噛み合わせの悪さから歯周病になり、歯が抜け、インプラント治療を受けたとしても、根本的な問題である噛み合わせの悪さは解決していません。結果的に、無理な力がかかり、インプラント周囲炎になってしまうこともあるのです。

口の中が崩壊する「咬合崩壊」にならないために

ブリッジや入れ歯とインプラントとの違いについての記述（26〜31ページ）でもお伝えしましたが、ブリッジと入れ歯は柱のない建物と同じなので、何年かあとにトラブルが発生し

やすく、年数をかけて次々にさまざまな箇所が崩壊してしまいます。

　歯と歯根は上下合わせて28本なので、本来は28本の歯根で噛む力を分担するはずですが、歯根の数が少なかったり噛み合わせがずれていたりすると歯1本にかかる負担が大きくなり、噛む力に耐えきれず、歯の亀裂や破損、知覚過敏などを引き起こしてしまいます。そして、次々に歯を喪失する最悪の事態に発展します。これを、「咬合崩壊」といいます。

　では、インプラントで歯根を入れればそれで万事解決するかというと、そうとも限りません。

　インプラント治療を受ける人の口の中には、天然の歯もあれば、金歯、銀歯、プラスティック、セラミック、ハイブリッドなどさまざまな素材が存在します。この素材はそれぞれ硬さが違うので、歯のすり減り方が変わってきます。つまり、インプラント手術後、最終的な歯を入れた直後は噛み合わせがよくても、左右どちらかで噛んでしまったり食いしばりなどによる噛みしめのクセや、素材によるすり減り方の違いにより、噛み合わせが徐々にずれてくる可能性があるのです。

　咬合崩壊を防ぐためには、インプラントで歯根を入れるだけでなく、日頃からナイトガードを利用して噛みしめを防ぎ、定期的にメンテナンスを行い噛み合わせを調整したり、弱い歯を補強したりすることがとても大切なのです。

いい噛み合わせをキープするために
―噛みしめを減らす―

　いい噛み合わせとは、上下14本ずつの歯に均等に力がかかり、左右バランスよくものを噛めている状態のことです。

　当院に通う患者さんを診ていると、歯の高さが左右で違ったり、噛んだときに上の歯と下の歯がほとんど触れていなかったりと、９割以上の人が正しくものを噛めていない印象です。

　噛み合わせがずれてしまう原因は、頬杖をつくなど日常の姿勢であったり、治療の際に歯並びに段差ができてしまったことだったり、歯を食いしばることで歯が削られてしまったことだったりとさまざまです。

　インプラント治療を行う際に、噛み合わせを調整しても、その後の習慣によって、噛み合わせが悪くなってしまう恐れは十分にあります。

　このため、噛み合わせの悪さを引き起こしている原因を知り、整った噛み合わせをキープすることが大切です。

　では、噛み合わせの悪化を防ぐにはどうしたらいいのでしょうか。

　まずは、噛みしめを減らすこと。

　仕事中や、なにかに集中しているとき、ついつい奥歯を噛みしめていませんか？

　適正な歯の位置とは、口を閉じたときに、上下の歯の間に少

し隙間が空いている状態です。1日の間に上下の歯が当たっている時間は、食事時の15〜20分ほどが普通で、それ以上歯が当たっているなら噛みしめすぎの恐れがあります。

　無意識のうちに噛みしめているようであれば、あごの力を抜き、ニュートラルな状態に戻しましょう。

　常日頃から「食べる・飲み込む・話す」以外は歯を合わせないことを意識して、あごをリラックスさせて過ごしてみてください。

　また、ストレスを抱えると、無意識のうちに歯を強く噛みしめてしまうことが多く、うつや更年期障害を発症する多くの方は噛みしめも強くなっています。

　ストレスは万病のもとと考え、リラックスできる時間をつくることも大切です。

【噛みしめが起きやすいタイミング】

☐ パソコン操作に集中しているとき

☐ 調理に集中しているとき

☐ シリアスなシーンなど、テレビ画面に集中しているとき

☐ ゲームに夢中になっているとき

☐ スマホ操作に集中しているとき

☐ 考え込んでいるとき

☐ なにかにイライラしているとき

☐ 重い荷物を持ったり、スポーツで力を入れるとき

いい噛み合わせをキープするために
―ナイトガードを利用する―

　普段から意識して奥歯を噛みしめる時間を減らすことのほか
に、寝るときに専用のマウスピースをつけることもおすすめで
す。

　睡眠中の食いしばりや歯ぎしりは、起きているときの６倍の
力がかかっているというデータがあります。それも、精神的な
ストレスにより増長されることが確認されています。

　寝る前にはできるだけ深刻な考えごとは避け、あごの筋肉を
リラックスさせ、質のよい睡眠が取れるように心がけることが
大切です。それでもストレス社会のなかでは睡眠時の食いしば
りを100％防ぐのは難しいと思います。

　マウスピースをつけることで歯にかかる負担を軽減すると、
無理な力がかかって緊張していたあごや顔の筋肉が弛緩し、自
然な噛み合わせの位置に戻すことができます。

　寝るときに使うマウスピースや、睡眠中にマウスピースを着
用する治療法のことを、「ナイトガード」と呼んでいます。

　ナイトガードの効果は１週間ほどで現れてきます。噛み合わ
せの位置が自然な状態に戻ったところで、まだ無理な力がか
かっているようなら歯を削る、といったほかの治療を行います。

　寝ている間にマウスピースをつけてもらうと、翌日マウス

ピースに傷がついていたり、しばらく使っていると穴が開いてしまったりして、それを見てはじめて「私、歯ぎしりしていたんだ！」と気づく患者さんもたくさんいます。

　歯ぎしりはストレスや噛み合わせの悪さなどが原因で、本人が無意識のうちに繰り返していることがとても多くあります。歯に力がかかりすぎていることで歯や骨が摩耗し、レントゲン写真に写すと歯の周りの骨が透けるほど、深く噛みしめている場合もあります。

　朝起きたときに「あごのあたりがだるく、疲れている」という人は、寝ている間に噛みしめていたり、歯ぎしりをしている恐れがあります。こんな人はぜひ、噛みしめ防止のマウスピースをつけて寝ることをおすすめします。

　患者さんのなかにも、数年前にクリニックで歯ぎしり防止のマウスピースをつくったものの、面倒で使用していなかったら歯がボロボロになってしまい後悔した、という人がたくさんいます。痛い思いをする前に、マウスピースの使用を習慣づけましょう。

　あごの形や歯並び一人ひとり異なるため、マウスピースは市販のものではなく、歯医者で専用のものをつくるようにしてください。１万～３万円程度で作製できます。

第3章　インプラントを長持ちさせるために

そもそも、なぜ歯がなくなる？

　歯を喪失する原因はひとつではなく、複合的な原因により歯を喪失するケースが多数です。例えば、下記の症状が併発して歯を失ってしまうことがあります。

【歯を喪失する原因と対処法】
●歯周病菌による感染

　歯周病を招く原因は、プラークという歯のネバネバとした付着物の中に潜む歯周病菌です。プラークは、口のケアが不十分な場合や、糖分を摂取しすぎたときに増えていきます。重症化すると、やがて歯ぐきや歯ぐきの中にある骨などが破壊され、歯が抜け落ちてしまうこともあります。102ページを参照に、歯周病ケアに努めましょう。

●虫歯菌による感染

　虫歯が進行して、虫歯菌により歯の根までやわらかくなってしまった場合や、骨まで菌が及んでいる場合などは、抜歯が必要になります。虫歯にならないように、毎日の歯磨きを正しく行うことでプラークの形成を防ぐと同時に、定期的に歯医者に通い、クリーニングなどでプラーク（歯垢）や歯石を取り除くことが大切です。

●噛み合わせの悪さ

　正しく噛み合わないことで特定の歯に負担がかかり、歯が欠けてしまったり、虫歯や歯周病になりやすくなる結果、歯が抜けてしまうことがあります。正しい噛み合わせの維持に努めましょう。

●悪習癖（歯ぎしり・食いしばり）

　歯ぎしりや食いしばりの癖があると、噛み合わせが悪い場合と同様に奥歯に必要以上に負担がかかり、虫歯や歯周病のリスクが高まります。98ページでも紹介しているように、ナイトガードを使用したり、歯を食いしばっている時間を減らせるように意識的にあごの力を抜くなどしましょう。

●のう胞、腫瘍

　のう胞とは、なんらかの病気が原因で体内に生じる袋状のもののことをいいます。口腔外科領域においては、あごの骨の内部や口の粘膜にのう胞や腫瘍できることがあります。このうち、歯根や、歯が発生する組織などにのう胞や腫瘍が生じた場合、原因となる歯を抜歯することがあります。のう胞や腫瘍ができてしまった原因に合わせた対処が必要となります。

●外傷

　転倒などの外傷により強い衝撃を受けると、歯が欠けたり位置がずれることがあります。場合によっては抜歯が必要なこともあります。

第3章　インプラントを長持ちさせるために

インプラント後だからこその
歯周病ケア

　インプラント治療を行う人のなかには、歯周病によって歯を失ってしまった人も多くいます。歯を喪失した原因が歯周病ではない人も、これから歯周病になるリスクはあります。一度歯周病になってしまうと、それからインプラント治療をしようと思っても成功率が格段に下がってしまいます。すでに入れたインプラントにも影響を及ぼし、最悪の場合にはインプラントを支えている歯槽骨や歯根膜などが破壊され、せっかく埋めたインプラントもぐらついて抜け落ちてしまうことがあります。このため、インプラント治療後も継続して歯周病対策を行う必要があります。

　毎日の歯磨きの徹底と定期的なメンテナンスで、歯周病を予防しましょう。

　一方、歯周病がやっかいなのは、軽度のうちは痛みや腫れなどの自覚症状がほとんどないこと。そのため知らない間に進行してしまうことがあります。下記の項目に心当たりがある方は、歯周病にかかっている恐れがあります。

□歯に歯垢や歯石がたまっている

□歯を磨くと、歯ぐきから出血する

□歯ぐきが赤く腫れている

□歯ぐきから膿が出る

□食べ物が歯と歯の隙間によく挟まる

□冷たいものが歯にしみる

□歯ぐきが下がり、歯が長くなったように見える

□歯がぐらつく

□歯並びや噛み合わせが変わってきた

□朝起きたとき、口の中がネバネバする

□口臭が気になるようになった

第3章　インプラントを長持ちさせるために

内科的・外科的歯周病の治療法

　歯周病の治療は、プラークや歯石を取り除くことが基本です。歯周病が進行して歯周ポケットが深くなり、たまった歯石がスケーリング等でも十分に取れない場合は、外科手術を行うこともあります。

　当院で行っている歯周病の治療について、ご紹介します。

【歯周病の内科的治療ステップ】

Step 1

　歯周病の治療には、まず歯周病を引き起こしている細菌の状態を調べることが大切です。当院では、位相差顕微鏡を使って口の中の細菌の状態をチェック。患者さんのお口の中の環境に合わせた治療を行います。

Step 2

　基本治療では、細菌の温床となっている歯垢や歯石を除去するため、スケーリングやブラッシングでお口の中をクリーニングします。同時に、細菌を減らすための内服薬を処方すること

もあります。

　当院の場合は内科的措置を中心に歯周病治療を行いますが、それでも症状が改善しない場合や症状がすでに進行している場合は外科的治療も行っています。

【歯周病の外科的治療】
●歯周ポケット掻爬術

　麻酔をかけて、歯周ポケットの中についてしまった歯垢や歯石を除去する施術です。歯周ポケットの深さが３〜５mm程度と、まだそれほど進行していない場合に行います。

●フラップ手術

　歯根の深い部分にまで歯垢や歯石がついてしまったときに行う手術です。歯肉を切開して歯を支えている骨から剥離させ、歯根部についた歯垢や歯石を落とします。そのあとは、細菌によってダメージを受けた部分を除去して、歯肉を縫い合わせます。

気をつけたい
インプラント周囲炎

　インプラントは人工の歯なので、インプラント自体が虫歯になることはありませんが、歯ぐきと骨は自前のものなので炎症を起こして歯周病になる恐れがあります。

　インプラントを埋めたあと、インプラントの周囲の組織で起こる炎症のことを「インプラント周囲炎」といいます。

　症状としては、インプラントの周囲の歯肉が腫れたり、膿や血が出たり、違和感があったりといったものがあります。

　インプラント周囲炎になってしまう原因は、細菌感染や噛み合わせによる外傷、フロスやセメントなどの異物の影響、人工骨の影響などが考えられます。審美性を重視して、インプラントを深く埋め込むことで歯周ポケットが深くなってしまうことも一因です。

　基本的には、インプラントを入れる前に、歯周病や虫歯を完全に治すのが理想ですが、緊急時などでそうは言っていられない方のほうが多数です。

　当院では、リスクをできる限り軽減するため、さまざまな安全対策を取っています。

　それでもインプラント周囲炎になってしまった場合は、次の

5つの方法を組み合わせて治療を行います。

①歯周ポケット掻爬
②歯周内科
③かみ合わせの調整
④歯ぎしり防止装置の使用
⑤インプラント体の表面を研磨
⑥抗生剤の塗り薬を塗布
⑦フラップ手術

　インプラントを入れたあとは定期的にクリニックに通い、自分では完全に落とせないポケットの汚れを取り除くことが大切です。

原因が解明されていないため、できることは毎日のこまめなケアです。

Column

歯を健康に保つための5か条

第1条　唾液腺を刺激するマッサージをする

唾液腺を刺激することで唾液の分泌量を増やすことができます。唾液には自浄作用や抗菌作用があるため、よく噛むことは口腔内の健康維持に欠かせません。口の中が乾いていると感じたときなど、耳の前にある耳下腺や、顎の下の顎下腺・舌下腺を軽くマッサージしてみましょう。

第2条　食後の歯磨きは少し時間を空ける

食後は口の中が酸性に傾くため、すぐに歯磨きをすると必要以上に歯や歯ぐきを傷つける可能性があります。食後15〜30分くらい時間を空けてから磨きましょう。

第3条　歯磨き後のゆすぎすぎに注意

歯磨き後にゆすぎすぎると、歯磨き粉の成分が洗い流されてしまいます。軽くゆすぐくらいに留めましょう。

第4条　歯間ブラシやフロスを使う

歯ブラシだけでは、歯と歯の間につまった汚れを完全に除去することは困難です。できれば毎日歯間ブラシやフロスを使いましょう。ただあまり強くあて過ぎると歯や歯ぐきを傷つけてしまうので、水の力で汚れを落とす「エアーフロス」などがおすすめです。

第5条　柑橘類や炭酸飲料は控えめに

口の中が酸性に傾くと歯が溶けやすくなりますが、柑橘類や炭酸飲料、お酢、ワインなどを口に入れると酸性濃度が高くなります。食べ過ぎ、飲み過ぎには注意しましょう。

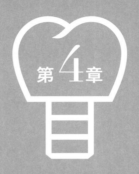

第4章 賢い患者になるために

インプラント専門外来だから
できること

　私は自身のクリニックの開業当初からインプラント治療を行い、症例・知見を深めてきましたが、近年、インプラントのニーズが高いことから2019年に東京・日本橋にインプラント専門外来を開院しました。

　患者さんが当院のような専門外来を選ぶ利点は、多くの症例を診ているという点にあります。

　私のクリニックの場合は、複数名の歯科医師が在籍しており、それぞれがお互いに医療技術を高め合っていることが特長です。難しい治療を行ったあとには、ドクターが集まり症例に関して検証や分析を行います。このとき、さまざまな分野出身の歯科医師たちがそれぞれの分野の視点から意見や治療法などを提案し、内容を全員で議論しています。このため、難しい症例でも対応することができます。

　歯科医院はいまではコンビニの数より多いといわれますが、そのうちでインプラント治療の看板をかかげているクリニックは全体の約1割。さらに年間100本以上インプラントを手がけているクリニックはそのなかの1割、つまり歯科医院全体の約1％です。当院は3つのクリニック合わせて、月に約100本、年間約1200本扱っています。インプラント治療を行っているクリニックの、年間のインプラント埋入本数の平均が20本前

後といわれますので、かなりの症例を診ていることがおわかりいただけると思います。

　当院を選ぶもうひとつのメリットは、インプラント体の種類を豊富に扱っているという点です。多くのクリニックでは、扱っているインプラントの種類は1種類のみということもあります。

　インプラントを扱う本数が多いため、メーカーからの仕入れ値が、ほかのクリニックよりも安く、そのために患者さんに安価に提供することが可能になっています。

　例えばカメラを買おうと電機屋を訪れたとき、ひとつのメーカーの1種類のカメラしか選択肢がないのは寂しいと思いませんか。もちろん、人によって合うインプラント体と合わないインプラント体があるので選択肢が限られるケースもありますが、当院の場合は基本的には、インプラント体の特徴を説明した上で、患者さんと共に選ぶようにしています。

　自分のからだに入れるものなので、どのようなインプラントがいいのか患者さんが理解したいと考えるのは当然のことだと思います。

　納得のいく治療を進めるためにも、当院のみならず、一度専門外来のカウンセリングを受けることをおすすめしたいと思います。

第4章　賢い患者になるために

111

質のいい治療とは

　私は歯科医師として患者さんと向き合うかたわら、寸暇を惜しんで、北米、南米、欧州など、国内外のインプラント治療の学会や研修に通っています。そこでさまざまな知識と技術を得て、治療に反映させるという日々です。そんな毎日を過ごすなかで、いくつか気づいたことがあります。

　歯科医師として、患者さんのご希望を第一に考えることは大切です。でも患者さんが自分にとってベストだと考える治療法と、歯科医師が患者さんにとってベストだと考える治療法にはズレがあるのです。

　例えば「見た目は大変よいが、安全性が保証されていない治療法」と「見た目はあまりよくないが、確実に安全といえる治療法」なら、あなたはどちらを選びますか？

　私は後者をおすすめします。治療をするからには、その歯をずっと長く安全に使い続けてほしいと願うからです。もし患者さんが「見た目がよければリスクが高くてもいい」と考えたときに、「それは違うのではないですか？」と言える歯科医師でありたいと思っています。それが専門的な知識を持った、歯科医師としての誠意だからです。

そのような考えから、私が最終的に選んだのがインプラントという治療法です。なかでもフラップレスインプラントという治療法です。インプラント治療の素晴らしさを少しでも多くの方に味わってほしいという思いから、毎日の治療を行っておりますし、そのために、本書を執筆しました。

　できるだけ多くの方にインプラント治療を受けていただくために、治療費も可能な限り安価におさえております。優れた技術と高いクオリティ、安全性を保ったインプラント治療を、安価でヒューマンエラーの起きないシンプルなシステムで行うことで、もっと日本に安全性が高いインプラント治療が広まっていってほしいと願っています。

　今後もさらに勉強を続けて、よりよいインプラント治療を提供していく所存です。インプラント治療について疑問などありましたら、ぜひ当院の無料相談にお越しください。

いい治療院の選び方

　インプラントのなかでもフラップレス手術は特に歯科医の経験や技量が求められます。

　インプラントを埋め込むあご骨を歯ぐきを切開して露出させないので、ドリリングの位置、向き、深さなどは医師の技量によるところが大きいためです。

　そこを踏まえて歯科医を選ぶ際には、下記のようなポイントに注意しましょう。

●設備は充実しているか

　フラップレス手術を行うにあたり、CTとコンピューターのシミュレーションソフトによる診断が必要不可欠です。

　CT、シミュレーションソフトにおいて最新設備を備えていることは必須で、見ておきたいポイントです。

　また、インプラント専用のオペ室があるかどうかも調べてみてください。

●フラップレス手術の症例はどれくらいあるか

　フラップレス手術は通常インプラント施術とは異なる技量を要するため、フラップレスではないインプラントの症例がたくさんあっても指標にはなりません。

　フラップレス手術でのインプラントをどれくらい行っている

のかを確認してみましょう。

フラップレス手術単体での症例数は、WEBサイトに掲載されていることはほとんどないと思いますので、カウンセリングの際に聞くようにしてください。

●WEBサイトにフラップレス手術についてしっかり掲載しているか

現在の日本では、フラップレス手術を導入している歯科医院は多くありません。

患者さんのフラップレス治療に関する不安をなるべく解消できるように、WEBサイトにてフラップレス手術の説明をしっかりしているかどうかを見ておくべきでしょう。

少なくとも、WEBページに下記の情報について記載してある歯科医院を選んでください。

・フラップレス手術がどういう手術方法なのか
・メリットとデメリット
・必要な技術や設備について

●カウンセリングを重視しているか

フラップレスインプラント治療は、決して手軽にできるものではありません。

このため、カウンセリングで治療に対する考え方を詳しく説明してくれるか、不安や疑問に答えてくれるかも重要です。

知っておきたい医療費控除

　インプラントの治療費は医療費控除の適用になりますので、医療費控除を利用するかしないかで、かなり負担額が違ってきます。

●歯科の医療費控除とは？

　医療費控除とは、自分や家族のために医療費を支払った場合、一定の金額の所得控除を受けることができる制度です。

　治療にかかった費用は医療費控除の対象になります。医療費控除は医療費の負担を軽減するために設けられた制度で、1年間に10万円以上の医療費を支払った場合に所得税の一部が戻ってきます。

　本人及び生計を同じにする配偶者その他親族の医療費（毎年1月1日から12月31日までの分）を支払った場合には翌年の3月15日までに申告すると医療費控除が適用され税金が還付または軽減されます。

　ただし、年間支払った医療費が10万円以上でなければ対象となりません。（申告額は200万円が限度です）所得金額合計が200万円までの方は所得額の5％以上医療費がかかった場合に申告できます。

●控除金額について

　控除される金額は下記の計算額になります。

```
┌─────────────────────┐
│    医療費控除額      │
│   （上限200万円）    │
└─────────────────────┘
           ‖
┌─────────────────────┐
│    1年間に支払った    │
│      医療費の総額     │
└─────────────────────┘
           −
┌─────────────────────┐
│      保険金等で       │
│     補填される金額    │
└─────────────────────┘
           −
┌─────────────────────┐
│ 10万年もしくは所得額の5％ │
│    いずれか少ない金額    │
└─────────────────────┘
```

　所得税率は所得が多いほど高くなりますので、高額所得者ほど還付金は多くなります。

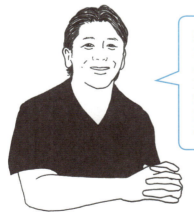

高額な治療になるケースもあるので、デンタルローンを活用される方も。カウンセリング時に治療だけなく、お支払い方法も相談してみてください。

第4章　賢い患者になるために

事故・トラブルの防止策

インプラント手術の失敗例には、いくつかのパターンがあります。

どんな失敗例があるのか、また、どういった対策が取られているのかを知ることが、漠然とした不安の解消につながれば幸いです。

一番多い失敗はインプラント手術から引き起こる感染症です。これについては、専用のオペ室の設置、器具の滅菌を確実に行うことで対策できます。

2番目に多い失敗例は、インプラントを埋め込む穴を開ける際に、深く開けすぎてしまう「穿孔」です。そして3番目が、インプラント体が骨の中に深く入り込みすぎてしまう「迷入」となっています。

「穿孔」と「迷入」はなぜ起こるのでしょうか。それは、インプラント手術を行う部位の骨の硬さが、予想よりやわらかかったために起こることがほとんどです。通常ならば失敗しない施術のはずが、骨がやわらかかったために穴を開けすぎてしまったり、インプラント体が骨に潜り込んでしまったりするのです。

穿孔や迷入を起こさないためには、まず施術前に骨の硬さをしっかりと把握し、その硬さに合った施術を行う必要があります。そのため当院では、手術を3つのステップに分けて、それぞれの段階で対策を取っています。

Step 1　手術前の骨診断

　インプラント治療を行う際には、インプラント体を埋め込む部位の骨の状態をきちんと把握しておかなければなりません。レントゲン撮影やCT撮影を通して、骨の高さや厚みを意味する「骨量」、骨の密度を意味する「骨質」の2方向から、骨のデータをしっかりと把握します。

　当院では、そのデータに従って骨の状態を4タイプに分類。タイプ別に一番合った施術器具を選択しています。

　さらに骨の状態は、同じ患者さんのからだであっても場所によって硬さが違うことがあります。当院ではCT画像だけではなく、ピンオステオトームという診断器具を使っています。ピンオステオトームを骨に刺すことで、手術を行う部位の骨の状態をピンポイントで知ることができます。

Step 2　インプラント窩の形成時

　インプラントを埋め込むための穴を必要以上に大きく開けてしまうことが、穿孔や迷入といった失敗につながります。当院では、事前に診断した骨の状態に合わせて器具を選定します。非常に硬い場合はドリル、中間の硬さなら超音波切削器具、やわらかい場合は特殊器具を使っています。

　しかし、歯科医師がほんの少し力を込めすぎただけでも、穴を開けすぎてしまうことがあります。そんな事態を避けるために、当院ではすべての器具にストッパーを取り付けています。力をかけても外れにくいタイプのストッパーを使うことで、ヒューマンエラーのリスクを最小限に引き下げています。

　また、骨を押し広げるための器具を使うことで、穴の周囲の骨密度を圧縮して均一にしています。さらにインプラント体よりも穴の底部を細く仕上げておくテクニックで、インプラント体と骨がしっかりと固着するようにしています。

Step 3　インプラント埋入時

　インプラント体には、上から下まで同じ太さのストレートタイプと、先に行くほど細くなっているテーパータイプがあります。当院ではインプラント体は、テーパータイプをメインに使

用しています。インプラント窩をつくるときにもテーパータイプに合わせて形成しているので、インプラント体が骨の中に入り込みすぎてしまうことがありません。

　ストレートタイプのインプラント体を埋め込む際、インプラントの頭部に取り付けるカバースクリューは、インプラント体の直径よりも大きいものを使っています。このカバースクリューがストッパーとなって、インプラントが骨に入り込みすぎるのを防げます。

●骨量が足りない場合の治療

　インプラント治療を行うには、ある程度の骨の厚みや高さが必要になります。しかしなかには、その骨量が足りない患者さんもいらっしゃいます。そういった場合、インプラント治療の前に増骨手術を行い、骨量を補います。

【GBR】

　骨高か骨幅が不足しているときに用いる治療法です。不足している部分の骨を人工の膜で覆い、そこに人工骨を入れることで骨高や骨幅を増やしていきます。

　インプラント手術と同時に行えますが、骨の状態が安定するまでに約6か月〜1年かかります。インプラントに歯を取り付けるのは、骨の状態が安定してからとなります。

【サイナスリフト】

　上あごの骨の高さが不足しているときに行う手術です。上あごを包んでいる膜を押し上げて、できた隙間に人工骨を入れることで、インプラントに必要な厚みをつくります。

　サイナスリフトを行った場合、骨の状態が安定するまでに約10か月～1年程度かかります。インプラント手術を行うのは、主に骨の状態が安定してからとなります。

【ソケットリフト】

　インプラント手術と同時にする場合と、増骨のみを行う場合があります。インプラント体を埋め込むための穴を開けた際に、その穴から人工骨を入れることで、必要な骨の厚みを作り出します。サイナスリフトに比べると切開の範囲が狭いため、患者さんへのからだの負担も少なく、治癒期間も短くでき、感染リスクが減らせ るという利点があります。

【当院で使用している人工骨β-TCP】

　増骨手術では、新たに骨を作り出すための人工骨が必要です。人工骨には、人骨を使ったもの、牛骨をもとにしたものなどさまざまな種類があります。当院で使っている人工骨は、β-TCPと呼ばれる100％人工骨です。

　β-TCPは、人工骨として決して高い強度を持つものではありません。しかし100％人工の素材でできているため、未知の感染症にかかるリスクはなく、安全性に優れています。また、炎症などが起きたときには自然に体内に吸収されてしまうの

で、安心して増骨治療を受けていただけます。

　当院では人工骨を入れて時間が経過した際の感染症リスクから、極力、人工骨を入れないようにしています。

おわりに

　歯科医師として、日々患者さんと向き合っている間に気づいたことがあります。それは我々医師側にとってベストな治療と、患者さんにとってベストな治療の認識にズレがあるということです。

　例えば、本書で述べてきたように患者さんにとってさまざまなメリットのあるフラップレスインプラントにおいても、医者にとってみれば採算性が悪く、リスクが高い施術であるからこそ、古くからある手法にもかかわらず認知度が低いという背景があります。

　歯科医の技術力が不足していたり、採算が合わないからといって患者さんにとってよりよい治療を行わないのは、医師としての覚悟や誠意が足りないといわざるをえません。

　残念ながら日本は先進国のなかで、歯の寿命が最低クラス。インプラントの普及も、最も遅れています。インプラントでしか救えない人がいるにもかかわらず、ブリッジや入れ歯などの治療を多くの人が選んでしまっている現状は、変えていかなければなりません。

　ブリッジや入れ歯を否定するわけではありません（私も患者さんにおすすめするケースもあります）。しかし、繰り返しになりますが、ブリッジや入れ歯でムダに歯を失ってしまったり、ムダにお金をかけてしまったという人をたくさん見てきま

した。同時に、インプラントによって幸福になっている人の笑顔も誰よりもたくさん見てきました。

　だからこそ、これまでインプラントが選択肢にすら挙がっていなかった人に、インプラントの基礎知識と最新治療について知ってほしいと切実に願っています。

　もちろん、どのように治療を行っていくのか最終的に決めるのは患者さん自身です。患者さんの希望を取り入れつつ、どのような治療法がベストかを考えていく必要があります。このため当院では歯科医院としては珍しく、治療前にカウンセリングを実施しています。100%完全だという治療法は存在しないため、治療法のメリット・デメリットを包み隠さずすべて説明し、納得してもらってから治療に臨みます。

　医学知識のない患者さんにも治療について正しく理解していただきたいので、オリジナルの資料を作成し、それを使用しながら説明したあと、ご自宅でもじっくり読んでもらいます。このように医師と患者さん双方の意見をすり合わせ、一人ひとりのケースに合った治療を提供します。

　本書を読み、皆さんが少しでもインプラント治療に興味を持っていただければ大変嬉しく思います。疑問点などあれば、ぜひ気軽にカウンセリングに来てください。

　数多くの選択肢のなかから、納得のいく治療法を皆さん自身

が選び、健康な歯を手に入れて豊かな人生を送っていただくことが、私の願いです。

2019年7月

滝澤聡明

インプラント専門外来

東京日本橋デンタルクリニック

東京都中央区日本橋 2-2-21 第二東洋ビル 4F
03-6262-7996（直通）

平日：10:00 〜 18:00 ／土曜：10:00 〜 17:00 ／休診日：日・祝祭日

東京メトロ 日本橋駅徒歩 30 秒
東京メトロ 三越前駅徒歩 4 分
JR 線 東京駅徒歩 6 分

タキザワ歯科クリニック

東京都江東区大島 3-3-3 サミービル 1F
03-3685-1444（直通）

月曜〜土曜：10:00 〜 18:00 ／休診日：日・祝祭日

都営新宿線 西大島駅徒歩 3 分
JR 総武線 亀戸駅徒歩 7 分

湘南藤沢歯科

神奈川県藤沢市辻堂新町 4-3-5
MrMax 湘南藤沢ショッピングセンター 2F
0466-37-3090（直通）

月〜土：10：00 〜 19：00（日曜 17：00 まで）年中無休

JR 線・小田急線・江ノ島電鉄
『藤沢駅』北口より神奈中バスで 13 分

【著者略歴】

滝澤 聡明（たきざわ・としあき）

医療法人社団 明敬会 理事長
歯学博士
神奈川歯科大学卒、国際デンタルアカデミーにて研修後、国際デンタルクリニックで、
世界レベルの治療、さまざまな症例を体感。1996 年にタキザワ歯科クリニック（東京
都江東区大島）、2006 年に湘南藤沢歯科（神奈川県藤沢市）、2019 年に東京日本橋
デンタルクリニック（東京都中央区日本橋）を開院。
インプラント治療に注力しており、「インプラント専門外来」や「インプラントセンター」、
インプラントのセカンドオピニオンとリカバリーをメインとする「リカバリーセンター」
を設けている。
全クリニックのスタッフとともに、患者さまの幅広い医療ニーズに対応した、高度な治
療技術と歯科医療によって、患者さまに支持される歯科医院を目指し邁進中。
http://www.dental-meikeikai.jp/
https://www.flapless-dentalimplant.net/

ICOI（国際口腔インプラント学会）日本支部役員
ICOI 指導医（DIPLOMATE）
ICOI 認定医（FELLOWSHIP）
iACD（国際コンテンポラリー歯科学会）国際理事会理事
UCLA インプラントアソシエーションジャパン理事
厚生労働省認定臨床研修指導医

切らない！ 縫わない！ 怖くない！
フラップレスインプラント

| 2019 年 8 月 11 日　初版発行 |
| 2021 年 5 月 13 日　第 2 刷発行 |

発 行　**株式会社クロスメディア・パブリッシング**

発 行 者　小早川 幸一郎
〒151-0051　東京都渋谷区千駄ヶ谷 4-20-3 東栄神宮外苑ビル
http://www.cm-publishing.co.jp
■ 本の内容に関するお問い合わせ先 ……………………… TEL (03)5413-3140 / FAX (03)5413-3141

発 売　**株式会社インプレス**

〒101-0051　東京都千代田区神田神保町一丁目 105 番地
■ 乱丁本・落丁本などのお問い合わせ先 ……………… TEL (03)6837-5016 / FAX (03)6837-5023
service@impress.co.jp
（受付時間 10:00 ～ 12:00、13:00 ～ 17:00　土日・祝日を除く）
※古書店で購入されたものについてはお取り替えできません

■ 書店／販売店のご注文窓口
株式会社インプレス　受注センター ………………………… TEL (048)449-8040 / FAX (048)449-8041
株式会社インプレス　出版営業部 …………………………………………… TEL (03)6837-4635

カバー・本文デザイン　小泉典子　　　　　　マンガ・イラスト　田中直美
編集協力　藤森優香　　　　　　　　　　　印刷・製本　株式会社シナノ
©Toshiaki Takizawa 2019 Printed in Japan　ISBN 978-4-295-40323-4 C0047